本书受到国家社科基金青年项目（13CZX082）、2014年中央财政支持地方高校发展专项资金项目（公共管理）、2013年重庆市"三特专业计划"（行政管理）和西南政法大学引进人才科研资助项目（2016-XZRCXM002）等资助

公共管理前沿问题研究丛书

卫生资源
优先次序配置研究

峗 怡 著

中国社会科学出版社

图书在版编目（CIP）数据

卫生资源优先次序配置研究/崔怡著. —北京：中国社会科学出版社，2017.9
（公共管理前沿问题研究丛书）
ISBN 978 - 7 - 5161 - 9996 - 1

Ⅰ.①卫…　Ⅱ.①崔…　Ⅲ.①卫生工作—资源配置—研究—中国　Ⅳ.①R199.2

中国版本图书馆 CIP 数据核字 (2017) 第 046253 号

出 版 人	赵剑英	
责任编辑	李庆红	
责任校对	石春梅	
责任印制	王 超	
出　　版	中国社会科学出版社	
社　　址	北京鼓楼西大街甲 158 号	
邮　　编	100720	
网　　址	http://www.csspw.cn	
发 行 部	010 - 84083685	
门 市 部	010 - 84029450	
经　　销	新华书店及其他书店	
印　　刷	北京明恒达印务有限公司	
装　　订	廊坊市广阳区广增装订厂	
版　　次	2017 年 9 月第 1 版	
印　　次	2017 年 9 月第 1 次印刷	
开　　本	710 × 1000　1/16	
印　　张	12.25	
插　　页	2	
字　　数	169 千字	
定　　价	46.00 元	

凡购买中国社会科学出版社图书，如有质量问题请与本社营销中心联系调换
电话：010 - 84083683

目　录

导　言

一　选题背景与研究意义

卫生资源配置是卫生系统改革的重要命题，如何对人、财、物、信息等卫生资源要素进行优先次序配置是卫生政策领域无法回避的问题。在此领域，大部分发展中国家存在明显的资源"亲富"现象。我国长期实行"宏观指导、地方为主、条块结合"的卫生资源配置模式，资源配置以供方为导向，造成资源流向的"马太效应"，卫生资源的城乡差距、地域差距、阶层差距等矛盾均需要政府介入进行有效的干预，政府治理能力因此面临挑战，比如资源补贴和投向"倒挂"、三级医院虹吸基层资源、高端人才高度依附于大型机构等机制问题使得区域卫生规划、双向转诊无法顺利开展。

我国卫生资源分布的地区不平衡状况已被多项国内实证研究所证实，卫生资源倾向于向人口密度大且购买力高的大城市、盈利水平高的治疗、价格高的药品和服务聚集[1]，卫生资源配置的失衡是导致卫生改革与发展陷入停滞和城乡卫生二元结构的主要原因[2]。随着经济社会转型以及卫生制度的变迁，急需打破卫生资源分配不公平的格局。目前我国卫生资源的配置呈倒三角形态，长期以来，形成了典型的重城市、轻农村，重医疗、轻预防的失衡配置格局。全国约80%的卫生资源集中在城市，而其中近80%的城市卫生资源

---

① 王延中：《中国卫生改革与发展实证研究》，中国劳动社会保障出版社2008年版，第348—368页。

② 岳峰、吴明：《对我国卫生资源配置的再认识》，《生产力研究》2009年第10期，第7—9页。

又集中在大医院，特别是三甲医院。基层卫生机构和农村地区的卫生资源配置低下且质量不高。这种 80∶20 的配置格局直接导致较大范围人群基本公共卫生服务的供给不足。这种格局既不能适应疾病模式的变化，又降低了基本卫生服务的可及性和公平性，不仅造成卫生资源的浪费、低效与不足，且加重了城乡居民的疾病负担，加剧了健康差距与贫富差距的恶性循环。在分配的公平性方面难如人意，也进一步加重了资源配置的城乡差距、阶层差距、地域差距。

2009 年，全国启动了新一轮医疗改革，改革政治愿景包含广覆盖、公益性、均等化、可及性目标，政府加大财政投入，《医改方案》明确优化、整合配置现有医疗卫生资源，新增卫生资源要符合区域卫生规划，资源投入向弱势群体倾斜。这些都体现出决策者对卫生资源公平性的关注及提升公平性的决心。新医改启动以来，中央政府和各级政府总投入资金达 3 万亿元左右，各地也启动了分级诊疗、城市和县域公立医院改革、促进社会办医等方案，想要改变卫生资源错配所呈现的"倒金字塔"状况，以使资源配置越往基层卫生机构数量越大。

为疏解中国卫生资源配置不公平的困境，国内有不少学者跨学科探寻卫生资源的合理配置问题，经济学分析路径尤为热门，但优先次序配置这一角度却少有同行关注。优先次序配置理论（Priority Setting）是基于卫生资源稀缺的前提所进行的思考。鉴于经济学意义上需求的无限增长和供给总量的有限，卫生资源必然面临稀缺问题，优先次序配置是一个规划前置环节，用以解决卫生资源稀缺性所引发的分配矛盾。虽然近年来社会资本不断涌入，但政府仍旧是我国卫生资源配置最重要的主导力量，随着新医改的推进，如何更合理地配置资源需要明确配置程序和标准、政府资源治理范围，创新资源治理路径应当优先考虑。

本研究选取优先次序配置的宏观研究视角，旨在帮助政策决策者厘清如何合理配置卫生资源，增加更多路径去优化固有资源，改善新增资源的投入效能，对改善我国卫生资源配置公平性，增强贫弱地区民众资源可及性，以及实现有限卫生资源的最佳使用有重要意义。在医疗资源有限的情况下，要想实现"十三五""健康中国"的目标，就必须考虑医疗服务的可及性和可承受性问题，优先次序配置研究将有助于我国医药系统的常态健康和可持续发展。

优先次序配置也可为我国卫生资源配置决策和公平有效治理提供更多思路。主要体现在：①提高对卫生政策研究的现实情境的前瞻性、规范性和实践性的分析能力，为后续决策管理的轻重缓急的分级行为提供依据；②改善传统依赖经验的"人治"模式，增强卫生宏观管理决策能力；③运用优先次序配置的理论分析范式、优先标准、公平程序和治理方法去改善卫生资源配置的公平性问题。

二　文献研究综述

综观以英国、美国、德国、新加坡为代表的四大医疗卫生体系，可发现并无一国的卫生体系能全面负担民众所有的卫生需求。昂贵的卫生服务和创新技术需求的不断增长，使得全球医疗系统的可持续性受到威胁，即使是发达国家，也面临卫生系统质量、融资和可持续性的危机，政府需要寻找更有效和公平的方法去分配资源，调和日益增长的需求与有限稀缺的资源之间的矛盾。优先次序配置则是解决上述矛盾的重要方法，确定优先次序也成为各国，特别是发展中国家卫生政策制定者面临的最棘手的问题之一。

（一）优先次序配置的概念

近几十年，国外研究各种理念、秩序、规则、程序去解决由卫生资源稀缺性导致的矛盾和冲突，自1990年开始，形成了围绕卫生资源配置的新视角——优先次序配置理论。优先次序配置也称资源分配或定量配给，发生在卫生系统的各个层次，是21世纪卫生政策中最重要的问题之一。优先次序配置用于平衡对既有资源各种索求的竞争，可以是关于时间、资源、流程、权利或服务的优先要求，确定优先可能按重要性、相对价值、优先权、特殊地位或词典编纂来进行，排序的方式也有所不同，包括简单排序、优化过程、令人满意的分类等。因优先问题的复杂性，对其并无统一的解决方案。

优先次序配置可被理解为一个结构化的分析过程，在一套固定范式中，将决策情境中所有重要因素、选择方案、困难挑战按照一定的标准进行排序。优先次序配置有两大特征：①建立备选项目之间的优先关系；②优先次序配置是决策过程的一个步骤，但不是最后一步，它的价值主要体现在基于此的后续行动，这些行动以优先级为基础，对资源进行维护、增强、减少或取消。优先次序配置研究糅合了经济理论、民主审议和社会公平等理论，是一种更为科学、系统化的分析框架，可为医疗卫生宏观与微观管理决策提供依据①。

（二）优先次序配置热门议题及研究趋势

1. 国外相关研究重点关注"公平"的议题

克里斯·詹姆斯（Chris James）等认为很多发展中国家不恰当地将费用花费到整体卫生影响低的服务上（低效率），同时不恰当地让富人受益（不公平）。② 一项对加拿大、挪威和乌干达卫生系统的宏观、中观、微观层面的决策者进行的公平认知调查，分析出了与公平决策相关的 23 个要素，其中 4 个最关联的是透明、参与、客观和以需要为基础。③ 有学者认为提供公平和有效的医疗需要仔细审查如何开展优先次序配置，主要有四个步骤：卫生需求识别、资源分配、利益各方沟通、反馈的管理，但在具体实践中大多仍停留在第一步。④ 上述以优先次序配置为基础开展的公平对策研究，与国内侧重经济学研究卫生资源配置公平性问题的视角不同。

---

① 睃怡、贺加：《优先次序配置研究对我国卫生政策制定的启示》，《中国卫生事业管理》2011 年第 28 卷第 8 期。

② Chris James, Guy Carrin, William Savedoff et al., "Clarifying Efficiency - Equity Tradeoffs Through Explicit Criteria, with a Focus on Developing Countries", *Health Care Analysis*, Vol. 13, No. 1, 2005, pp. 33 - 34.

③ Kapiriri L., Norheim O. F., Martin D. K., "Priority Setting at the Micro, Meso - and macro - levels in Canada, Norway and Uganda", *Health Policy*, Vol. 82, No. 10, 2007, pp. 78 - 79.

④ Menon D., Stafinski T., Martin D., "Priority - setting for Healthcare: Who, How, and is it Fair?", *Health Policy*, Vol. 84, No. 2 - 3, 2007, pp. 220 - 233.

2. 国外重视卫生资源优先次序配置过程的公众参与问题

优先次序配置的公众参与是指公众在确定优先次序的议程设置、决策制定和政策形成过程中发挥作用[1]。公众是卫生政策所带来的有利或不利影响的最终受众，公众参与也可被看作政策的本质目标之一，所以应鼓励实现民主参与、公众问责和透明化。在审议的各阶段各种理由应当公开，对各种理由的优点（如一致性、合理性和解释力）进行判断。[2] 公众参与问题强调合法、合理与理性民主的过程，这与卫生政策的程序伦理框架所体现的公平、包容、参与和透明度的原则相一致。

3. 国外为发展中国家开展卫生资源优先次序配置实践提出建议

从公共管理和卫生政策类文献来看，"优先次序配置"研究覆盖了从疾病管理、医疗技术选择等微观层面，到国家资源分配、卫生政策制定等宏观层面的研究。更多是关于微观项目优先选择方面的研究，也有部分从宏观方面为发展中国家开展卫生资源优先次序配置实践提出政策建议。

发展中国家卫生优先次序配置会面临更多挑战，因为资源供需存在差距，可信赖数据缺乏，政策决策缺乏正式而系统化的过程，执行过程存在障碍，如缺乏成熟的社会部门、民间机构弱势以及社会不平等。提升优先次序配置的能力需要以循证数据库、守门医师（GP）、良好设计的付费机制、绩效通报系统（PRS）为支撑。[3] 有学者指出发展中国家政府的卫生支出问题，认为应通过优先次序配置帮助卫生系统实现更公平有效的资源调配。[4] 三项改革措施包括：关注优

[1] Bruni R. A., Laupacis A., Martin D. K., "Public Engagement in Setting Priorities in Health Care", *Canadian Medical Association Journal*, Vol. 179, No. 1, 2008, pp. 12 - 15.

[2] Friedman A., "Beyond Accountability for Reasonableness", *Bioethics*, Vol. 22, No. 2, 2008, pp. 101 - 112.

[3] Peter C. Smith, "User Charges and Priority Setting in Health Care: Balancing Equity and Efficiency", *Health Economics*, Vol. 24, No. 5, 2005, pp. 1018 - 1029.

[4] Baltussen R., Niessen L., "Priority Setting of Health Interventions: The Need for Multi - Criteria Decision Analysis", *Cost Effectiveness and Resource Allocation*, Vol. 4, No. 8, 2006, p. 14.

先次序配置实践情境，提高决策机构确定优先事项的合法性和决策制定能力，发展优先次序配置公平程序。优先次序配置本身富含价值负载的选择，仅重视技术发展的中低收入国家的优先次序配置行动并不能满足民众更广泛的价值观，如信任、平等、责任与公正。[①]

4. 国外文献从多学科视角发展优先次序配置的研究方法

优先次序配置的跨学科方法研究热点有来自决策分析、社会学、伦理学领域的多标准决策分析（MCDA）、参与行动研究（PAR）和合理问责四条件（A4R）研究。很多文献也讨论循证医学、疾病负担、成本效益分析、项目预算与边际分析（PBMA）等经济学方法的改进。

5. 关注对决策者的调研

国外开展的认知调查类研究关注决策者态度行为。2008—2009年，由罗伯特·伍德·强森基金（Robert Wood Johnson）资助，展开了一项对全美省级卫生机构决策者的调查，共2820位各地资深决策者参与。结果显示，不同地域和层级的机构卫生决策者优先配置决策的差异非常大。优先配置决策受到诸多因素的影响，在决策过程中主要是隐性决策标准在起作用，而显性规制式的决策标准并未发挥较大作用。近年来的研究文献也围绕这一方向展开了深入的实证调研和原因分析。

6. 研究趋势

从国际卫生资源优先次序配置的研究趋势来看，呈现三点变化：①从微观的卫生项目技术选择的优先级研究，转向卫生资源配置管理体制及相关政策的优先级设计研究。如 Smith N. 等（2009）认为，优先次序配置的研究趋势是纵向研究、比较研究和跨学科研究，未来研究重点有两个：一是应在更大的组织和政治背景中，去探寻如何有效地确定优先重点项目和资源分配；二是要制定便于理

① Byskov J. , Bloch P. , Blystad A. et al. , "Accountable Priority Setting for Trust in Health Systems—The Need for Research into a New Approach for Strengthening Sustainable Health Action in Developing Countries", *Health Research Policy and Systems*, Vol. 7, No. 10, 2009, p. 23.

解和具有较强执行力的优先次序配置框架。① ②对卫生资源优先次序配置理论的理解进一步深化。该理论本身有比较丰富的内涵，前期已有严谨的方法论基础的积累，相关管理模型、分析方法、对策研究都在不断充实和完善中，并从仅重视优先次序配置经济学分析，如常用的循证医学、疾病负担分析、成本效益分析等手段，转向批判性反思经济学模型在现实世界运行的局限，并拓展到政治领域和宏观政策的研究。③重视相关的对策研究，结合卫生资源优先次序配置实践情境，提高决策能力，并保障优先次序配置公平程序。

三　研究内容和方法

（一）本研究范畴的限定

卫生资源优先次序配置从宏观到微观包含五个层次：①宏观配给：卫生服务的资金或财政资助层次；②地域之间和卫生项目之间的财政分配；③某种具体形式的治疗选择；④哪一类病人可以接受治疗；⑤决定某个病人应当花费多少。② 本书主要讨论的是前面两项。本书研究卫生资源的优先次序配置，就研究主体及范围而言，主要探讨以政府为主导的人群卫生资源配置，而不具体到个体治疗所涉及的资源分配问题；从资源筹资角度来看，重点研究政府卫生支出、资源投入，而非个人支出或社会支出部分；从资源投向的服务类型而言，着重研究的是公共卫生服务和基本卫生服务等具有强外部性的公共品提供，略涉及医院治疗等准公共品的服务提供；而就新医改背景下中国卫生领域的实际社会需求而言，重点研究资源配置的公平性保障问题。

---

① Smith N. , Mitton C. , Peacock S. et al. , "Identifying Research Priorities for Health Care Priority Setting: A Collaborative Effort between Managers and Researchers", *BMC Health Services Research*, Vol. 9, No. 1, 2009, p. 165.

② S. Edgar W. , "Rationing Health Care in New Zealand—How the Public Has a Say", in Coulter A. , Ham C. , eds. *The Global Challenge of Healthcare Rationin*, Philadelphia: Open University Press, 2000, pp. 175 – 191.

（二）研究内容

优先次序配置的理论基础是基于将政府作为稀缺资源的分配者，开展卫生服务、优先项目的选择行动，其目的是促进群体健康和公平的资源分配。本书分为以下四章：

第一章：理论基础部分，首先对研究范畴进行限定，接着论述稀缺资源背景下的卫生资源配置困境及其应对策略，然后对什么是合理配置进行哲学思辨，主要从多元哲学视角展开论述，探寻优先分配各种价值取向及其伦理依据。根据我国卫生资源配置领域的实际社会需求，从以资源配置公平为目标着手，我国的卫生资源配置应注重从制度建构层面实现公平和效率的平衡提升。

第二章：卫生资源优先次序配置的程序公平研究。程序公平是实质公平的前提基础，卫生资源优先次序配置的程序公平取决于决策部门能否推动公开透明、公众参与、问责监督等机制，这些机制运行的前提将得益于两个方面的共同作用：一是实现公平程序的民众基础，即自下而上的公众参与；二是卫生资源配置自上而下的决策机制，考验决策部门的资源配置和善治能力。本部分将运用优先次序配置的两种方法，即合理问责框架（A4R）以及公众参与研究（PAR），分别评价两种程序，并找出我国在程序方面存在的差距，为更好地保障资源的公平配置提出改进建议和措施。

第三章：着重论述实现优先次序配置的实质公平的路径设计。首先，对治理理论及管理措施展开分析，包括引入"善治"理论谈政府治理的应然状态，结合优先次序配置治理理论概述以及我国卫生资源配置治理政策变迁，从经济、行政、法律等多维度提出治理的对策建议。其次，以老年人、危急重病人、妇幼等特殊人群为优先资助对象谈优先配置需要注意的制度设计问题，并以社会办医领域为例，谈政府治理问题。作为非政府直接投入资源，近年来各方对这一领域有较大关注。最后，对卫生资源优先级分配的优先原则、标准和优先项目展开研究。美国俄勒冈州、挪威、荷兰、新西兰、丹麦等国家或地区已制定"显性规则"基础上的便利优先次序配置方案。本书归纳这些优先级的明确方法，包括优先次序配置经验的价值观念、伦理原则和优先标准，为我国相关优先分配抉择提供对比参考。

第四章：实证研究分为两个部分：一是采用公平性基准方法（Benchmarks of Fairness）评价卫生资源的公平性问题，与传统的基尼系数和泰尔指数等评价资源配置公平性不同，这一方法是西方学者近年来常用来对卫生资源公平性开展评估的特殊伦理学方法，其中将重点运用卫生服务优先指数（IPHS）和卫生资源分布指数（IRD），对我国卫生资源状况开展纵向和横向评价，并结合上述评价提出保障卫生资源优先次序配置的公平性的政策建议。二是重庆市实证研究。通过开展重庆市优先次序配置态度调查，运用自制李克特态度量表，对重庆相关配置的决策标准、优先项目以及影响决策公平的因素展开调查。

本书的创新之处是运用优先次序配置理论分析卫生资源的公平性改善问题。引入合理问责框架、公众参与研究、公平基准分析等分析方法，对中国卫生资源情景展开理论和实证分析，并首次开展卫生资源优先次序配置的省级卫生厅行政人员态度调查。

（三）研究方法

本研究采用定性与定量相结合、理论和实践相结合的研究方法，获取国内外最新理论、实践、调研资料，在此基础上结合实证研究手段开展问卷调查，进一步收集研究资料，充分运用文献分析、案例分析、对比研究等方法进行统计分析，并提出对策思路。

第一章 卫生资源优先次序配置的
实践及价值目标

第一节 卫生资源优先次序配置实践

一 卫生资源供需矛盾的本质

整个卫生系统的战略性问题是资源稀缺，政府配给因之成为人类生活中不可或缺的补充手段。这种稀缺现象不只是物质上的，相较于人们需求膨胀的速度，资源的供给总是难以企及饱和状态。为更好地解决供需之间的紧张关系，需要解决的最主要问题是对用于卫生供应的稀缺资源的尽可能最优利用。配给措施无可避免，稀缺迫使人们实现配给，也迫使人们放弃有效的疾病治疗措施，这也牵涉伦理争议。虽然对健康和卫生服务的经济学考虑是有用的，但在个人决策和政治决策中，也会产生对成本和健康乃至生命的权衡取舍。

人的生命是无价的，统计学或经济学意义上对人的生命健康的抉择往往会招致社会争议，不同伦理准则和价值观选择即是诸多争议的一个侧面。价值判断也容易走向"全"或"无"的谬误，假设当"健康是最高层次的产品"成为行动的最高准则时，社会将会努力争取实现卫生供应的最大化，追逐对边际效用的充分利用，乃至将国民总收入全部投向卫生服务供应，而其他领域如教育、基础建设等将无法得到满足，这种"瘸腿"式发展显然不符合社会福利最大化目标，既然医疗保健仅是政府提供的社会公共产品中的一种，在资源的分配过程中，其他更多公共支出领域会与卫生发生竞争。因此，卫生资源优先次序配置是必要而且无法回避的。

19 世纪 80 年代，德国社会政策学派的代表人物瓦格纳在对英、美、法、德、日等国公共支出资料进行实证研究的基础上发现政府职能不断扩大以及政府活动持续增加的规律，并将其命名为"政府活动扩张"法则，也称为瓦格纳法则。他的研究也进一步揭示，随着经济的增长，教育、文化、保健、福利等公共支出项目的增长率会超过 GDP 的增长率。[①] 在现实世界，各国对于卫生的投入都是有上限的，近年来中国卫生经费占 GDP 的 5% 左右，而美国则是 17% 左右，在各项财政支出中居首位，高于教育和国防支出，已经成为美国政府财政支出"不能承受之重"。相关数据显示，美国有近 20% 的总医疗费用被浪费，常见的 6 种原因包括过度医疗、缺乏团队合作、价格失灵、缺乏过程执行、管理复杂性、欺诈与滥用。美国国会预算办公室预计，若不进行医疗体制改革，截至 2035 年，全美卫生保健方面的花销可能达到 GDP 的 30% 左右。一个趋势是，虽然各国卫生经费占 GDP 的比重在不断上升，但对过快上涨的控制也成为执政者和政策研究者所优先关注的问题。近年来，导致卫生支出增长的因素包括人均期望寿命增加、收入增长、保险刺激消费、医疗服务价格上升、管理成本、防卫式医疗、高新技术等。

综观全球，各国政府及其负责健康保险的机构普遍认为，提供终生医疗保障是一项无力承受的财政负担。这种问题的产生离不开如下原因：社会的快速老龄化，医疗条件的改善和医疗技术的进步导致了医疗费用的上升，大众医疗保健意识越来越强，各国几乎都存在预算赤字上升的问题，家庭的小型化导致国家开支特别是医疗护理保险费用不断上升（尤其在高度发达的国家）。几乎所有主要

---

① 潘明星、韩丽华：《政府经济学》，中国人民大学出版社 2008 年版，第 21—23 页。

经济大国面临的共同问题都是医疗费用以超过综合通货膨胀率的速度大幅上升。这些无疑也带来了节约紧缩政策以及部分国家采用的加大个人自付比这样的不公平措施（见图 1-1）。

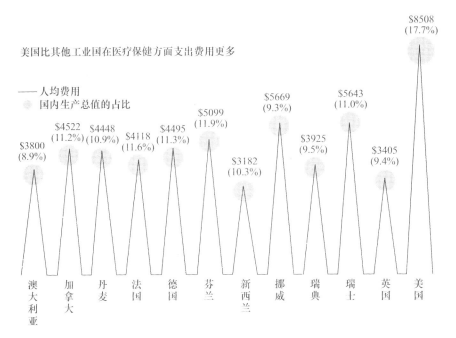

注：2011年及以后数据。其中荷兰支出以当前卫生费用计，新西兰数据排除投资。
资料来源：OECD 2013年卫生数据。

图 1-1　2011 年 OECD 国家卫生支出占 GDP 的百分比

二　应对供需矛盾的措施及政府的施政理念

上述费用控制压力背后的社会问题是，应当按照哪些衡量标准来落实配给决定。不同的人带着疑虑，对卫生供应的内容，首先是范围以及形式有着不同的权衡，而卫生政策指定的任务是，解决配给和合理化安排之间的紧张关系。

面对稀缺资源，合理化配置有两条道路可供选择，即常说的计划经济和市场经济的道路。在计划经济解决办法的框架内，人们通过集中决定的预算和规定试图制止浪费，比如病例包干（DRG）、药品预算等。在这种政策下，不仅存在合理化安排转化为配给，也就是放弃有效措施的危险，还涉及哈耶克所言"知识的狂妄"。卫生政策以此方式退化为单纯的成本抑制政策。由于可计划性的幻觉和可操作性的妄想，出现了不断增加的管束和控制，人们一再需要立法者的干预，又陷入一种干预螺旋。计划经济做法的一个替代选择是一种分权的、与个人自由兼容的市场经济的解决办法，在这里重要的是通过一种相应的秩序政策，为所有参与者创造个人激励，将个人行为和财务责任相结合，约束他们以经济和节约的方式行事。①

应当由谁来提供？应该实现哪一种和何等程度的健康？德国卫生统一行动专家委员会将维护和改善健康的状况具体化：第一个目标——对与个人有关的疾病医疗和健康护理方面的要求具体化，包括身心康复，疾病预防、治愈和缓解，抢救，保障服务可及性，维护人的尊严以及加强患者和健康者的卫生能力。第二个目标涉及卫生供应所必须满足的附加条件，使服务供应面向公民的偏好，维护个人自由，实现个体经济效率和维护团结互助精神。第三个目标即卫生政策的优先任务领域，如满足个别人口组别类似慢性病患者群体的服务需求。

将健康目标具体化并建立一种理性的卫生政策时，会发现在一个多元化的社会中，对健康和卫生政策存在众多甚至相互冲突的观点是必然的。为解决这种冲突，不同政治模式下卫生决策会因国家而异，社会共识可能会在一个相对集中和理性主义的国家（如日本），或各种各样的制度和政治议程需要达成妥协的国家（如美国）实现。在较小的国家（如瑞典和挪威），更显性的管理学方法是研究协调预算，引入"政治"元素包括科学家、利益团体和资金机构

① ［德］彼得·欧伯恩德、托马斯·埃克、于尔根·策尔特等：《卫生经济学与卫生政策》，钟诚译，山西经济出版社 2007 年版，第 49—51 页。

的代表共同协商和互动。[①]

面对资源配置项目之间的竞争冲突性，最普遍的优先分配方法是进行严格的支出控制，这种控制并非将目标锁定在任何特殊疾病的人群身上或特定干预技术范围内，而只是简单将预算局限于可提供的水平上。这种成本—牵制政策技术已不同程度地应用于许多欧盟国家和一些发展中国家。[②] 这种方法的缺点是，在低收入国家，常常会导致总体标准和保健质量的退化。可获得的预算常常把握在政治上强硬的提供者手中，如专家和医院，而非依据人们的需求来使用。这样，仅基于控制支出的方法就会将大部分人从良好的保健中剔除出来。还有一种方法是政府直接分配，将社会、政治和成本—效益标准结合起来，荷兰、新西兰、美国俄勒冈州等国家和地区正在实施。

第二节　关于公平分配的各种哲学观

一　分配正义问题

卫生资源的分配正义涉及三个彼此关联的结构性问题：①谁来分配以及分配给谁；②分配什么；③如何分配。第一个问题涉及是政府主导还是市场主导的问题，虽然医改前期社会各界关于这个问题意见不一，但公共卫生领域资源投入的政府责任却是明确而一贯性的。第二个问题涉及卫生资源的范围界定，以及政府财政收入在卫生领域的投入比例。第三个问题涉及分配原则，它最为复杂，也最易引发争议。[③]

---

① Jenny Stewart, "Models of Priority – setting for Public Sector Research", *Research Policy*, Vol. 24, No. 1, 1995, pp. 115 – 126.

② Mossialos Elias and Le Grand Julian, eds., *Health Care and Cost Containment in the European Union*, UK: Ashgate, Aldershot, 1999, pp. 78 – 99.

③ 李红文：《公共健康与公共政策：建构一种规范性分析框架》，《哲学动态》2011年第 4 期。

稀缺商品和服务的公正和均等分割通常被认为是分配正义（Distributive Justice）问题。在古代哲学中，亚里士多德区分了交换和分配正义，分配正义是对有价值的对象的分配，以公平为基础，每个人获得他所应当获得的。以马克思为代表的研究者们又提出以需求为公平分配的第三个原则：每个人应当获得他所需要的。美国现代政治学和社会心理学就分配正义这一主题进行了集中的研究，认为分配正义不是在所有社会关系中根据相同的标准来判断，而是有很大的差异。根据这一假设，在一个合作性的群体内主要适用平等原则，在一个竞争性的群体内更多适用贡献原则。当分配正义是关于一个具体的生活关系时，问题就会变得复杂，答案也不确定。①

公正是指导我国医改的重要思想之一，就现阶段医疗服务情景而言，国内主要有三个层次的医疗服务，即基础医疗、基本医疗与医疗消费。在不同的医疗服务的层面上，所面对的公正问题也不同（见表1-1）。②

表1-1　　　　　　　　　不同层次医疗保健的公正

不同层次	内容	责任	公正理论
基础医疗	公共卫生、卫生监督、健康教育	政府	人人平等，公益
基本医疗	各类影响健康、危及生命的疾病的临床治疗	政府、社会、个人	不均等，按需分配
医疗消费	享受性医疗服务（高档次病房等服务）	个人	效率原则

二　多元哲学观影响优先次序配置

如何实现卫生资源的公平分配是实践中最为核心也最富有争议的哲学命题。关于公平分配的理解，学界并未获得一致的看法，但

---

① ［德］托马斯·莱塞尔：《法社会学导论》，高旭军译，上海人民出版社2007年版，第188—194页。

② 何伦、施卫星：《临床生命伦理学导论：生命的困惑》，东南大学出版社2005年版，第191—202页。

平等机会学说的影响力日渐凸显。如三个当代最有意义的哲学公平学说：罗尔斯认为程序公正扮演核心的角色，哈贝马斯比罗尔斯更坚定地强调程序公正，米希尔·沃尔泽比前两位更注重发展出公平社会秩序的实质性内容。

罗尔斯的分配正义理论着重从公平角度展开，关心社会最不幸成员，主张政府政策向他们倾斜。丹尼尔斯沿袭罗尔斯正义理论思想，是平等主义理论的代表。他分析了在资源约束下怎样公平地满足竞争性的医疗保健需要，并认为医疗保健公正就是给每个人同样的机会，使其得以满足基本的医疗保健需要，医疗保健的道德重要性也在于保护公正平等的机会。从本质上说，医疗更是一种机会，而不是一种产品，合适的医疗保健应作为人人应获得的权利，不管他们的生活状况或经济地位如何。虽然公正原则不否认人人均有生命与健康的权利，但也不是说人人都应享有平均的医疗保健和照顾。对有不同需要的病人，给予平均的医疗待遇并非是一种公正。平等主义理论反对效率至上的功利主义原则，也反对基于支付能力的自由市场分配的极端自由主义原则。①

功利主义（Utilitarianism）代表人物边沁和穆勒强调混合各种标准以获得公共效用最大化，认为每一个人的行为或遵循的道德规则应该为每一个有关者带来最大的好处或幸福。功利主义理论公共效用被定义为："为最大数量的人带来最大的利益。"即使在社会只存在商品和服务轻微短缺的时候，卫生保健也必须实行配给制。按照Callahan所建立的功利主义分配体系中提出的"自然生命周期论点"，只提供给从中受益最大的人，而不提供给受益较小的人（如老人）。但也有很多学者认为，上述观点在道德推理上是不可救药的。② 在边沁的功利主义影响下，"福利经济学之父"庇古提出，福

---

① Daniels N. ，"Justice，Health，and Healthcare"，*The American Journal of Bioethics*，Vol. 1，No. 2，2001，pp. 2—16.
② ［美］雷蒙德·埃居、约翰·兰德尔·格罗夫斯：《卫生保健伦理学》，应向华译，北京大学出版社 2005 年版，第 161—163 页。

利是指一个人获得的效用或满足，并假设人际间的效用可以比较，最大化总和效用的社会制度安排是最优的。① 随后，新福利经济学以帕累托最优标准取代总和效用最大化标准。萨缪尔森等强调收入分配问题要由一定的道德标准去决定。② 健康如何定义、如何测量、给予何等价值成为超福利主义的核心。超福利主义更偏好于结果的平等（如应用 QALYs 测量），而不是基于付费能力的选择机制。③ 面临分配稀缺资源时，自由主义将"为自己健康负责"的理念融入分配准则，提醒人们注意健康生活方式，并通过医疗保险金部分返回等形式激励人们的健康行为。自由主义的医疗市场体系将导致一种情况，即很大一部分人在生病时很少或没有公众的支持。其极端强调所有权和自由处置以及由此产生的完全反对让公民缴纳税收以支持公共医疗。因此，即使出于慈善的冲动（形成融资最小或基本卫生服务包），在一个自由主义的社会里，也不会存在公共医疗系统。④

德性伦理可见于柏拉图、亚里士多德以及非西方传统如新儒学观点，与中国传统德性伦理强调人与自身、他人、环境统一不同，西方德性伦理主要强调人类社会人与人的关系。麦金泰尔的《追寻美德》论述以近代的义务论和功利主义为主导的近现代伦理学陷入困境。而西方道德危机的出现，部分是由于缺乏类似中国哲学观对德性整体认知的结果，因此中国哲学观的德性伦理比西方更综合全面，将其纳入资源优先配置的伦理思想来源，可为资源竞争冲突下的决策起到系统化思维的调和作用。

---

① ［英］庇古：《福利经济学》，金镝译，商务印书馆 2006 年版，第 11—30 页。

② 刘钧：《西方福利经济学发展浅探》，《中央财经大学学报》2001 年第 3 期，第 6—11 页。

③ Weinstein M., Manning W., "Theoretical Issues in Cost – effectiveness Analysis", *Journal of Health Economics*, Vol. 16, No. 1, 1997, pp. 121 – 128.

④ Buyx, A. M., "Personal Responsibility for Health as a Rationing Criterion：Why we Don't Like it and Why Maybe we Should", *Journal of Medical Ethics*, Vol. 34, No. 12, 2008, pp. 871 – 874.

西方社群主义是在批判以罗尔斯为代表的新自由主义的过程中发展起来的，社群主义认为理解人类行为的唯一正确方式是把个人放到其社会的、文化的和历史的背景中去考察，而对个人之善和社群之善的追求应作为对共同的善的追求而成为社群的生活方式。因此除了将公正和平等作为分配公共利益的基本原则，也强调个人的需要。① 尽管以儒家为主干的传统中国文化中家庭中心论的社群主义不同于桑德尔、麦金泰尔等西方学者所理解的社群主义，但中国文化以及受儒家文化精神濡染的东亚诸社会的文化，基本上是一种社群主义文化。只是相较于西方个人主义而言，受传统文化濡染的中国人更强调集体的概念。中国和世界各地的华人社群以及东亚诸社会中的社群主义制序格局，源自传统儒家学说个人层面的"无我""克己"和社会层面的"礼治"和"德治"，共同形成了人际、人事间的牵制。② 这种牵制的好处是会给"道德异乡人"设立包容理解的平台，并以更小代价去实现一些分配的最小正义，尽管它的不全面性也可能会扼杀一些个人偏好，并可能拉大阶层之间的福利差距。

综上，围绕稀缺资源的项目竞争是按照以不同的哲学价值观为基础的决策偏好和标准进行的，优先分配的诸多伦理原则和决策标准是多元的。实践中，分配的方式有很多种，无论是按贡献分配、按需分配、按运气分配还是其他，围绕稀缺的服务能力的竞争是按照不同的衡量标准进行的。因为政策制定的"在地化"，不同社会政治经济及历史文化背景下的国家对于多元伦理观会有不同程度的偏好，这也会直接引发优先价值取向和分配规则的变化。在美国，价格和收入是首要标准。在其他国家，被挽救的寿命年限或被挽救的生命次数成为标准。这些标准侧面反映了对老人和低收入者的歧

---

① 俞可平：《当代西方社群主义及其公益政治学评析》，《中国社会科学》1998 年第 3 期，第 68—72 页。

② 韦森：《个人主义与社群主义——东西方社会制序历史演进路径差异的文化原因》，《复旦学报》（社会科学版）2003 年第 3 期。

视，而能够充当一种合适的、与一个自由秩序相一致的原则，最后只剩下"彩票"式的随机公平或排队方式的平等机会。然而排队的耗时和效率低下使得优质客户"逃离"，要么加入私人保险，要么到国外寻求更低廉的自付费医疗，这些对于国民医疗保险体系的共济性而言是一种伤害，也拉大了双层医疗保健（优质私人保健和基础保健）的差距，而那些财力匮乏的个人也只能消磨时光，等待运气的到来，并在痛苦和死亡的边缘挣扎，因此看似最为公平的排队医疗，也广受诟病。

就当下中国的宏观卫生改革而言，公平的资源配置是首要问题。正是前期医疗改革较差的公平性，一定程度上引发了当下的医疗格局失范，因此卫生资源优先次序配置应首先保障以公平为核心的配置目标，并从制度设计上平衡配置效率和公平的关系。

第三节　以公平分配为目标的卫生资源优先次序配置①

一　我国重建以公平为目标的卫生资源分配

健康经济学提供三个"产出"指标，包括医疗技术、公众健康水平和医疗享有权，任何一个指标的考量都必须从稀缺资源配置的公平性和有效性出发。② 一种公平和公正的利益和负担分配对于公共卫生的优先次序配置过程是必要的。各种正义的概念（如平等或效用主义方法）可为决策者提供一些指导，以确保有限的公共医疗资源的公平分配。虽然分配正义理论在医疗保健文献中已有充分讨

---

① 本节部分内容参见笔者所著文章《新医改背景下卫生资源配置制度伦理研究》，曾刊载于《中国医学伦理学》2012 年第 25 卷第 2 期，在此基础上进行了进一步的内容拓展和修改。

② ［美］维克托·R. 福克斯：《谁将生存？——健康、经济学和社会选择》，罗汉译，上海人民出版社 2000 年版，第 181 页。

论，但丹尼尔斯认为没有一种理论能持续引导公共卫生领域的优先次序配置程序。[1] 即使是社会正义和功利主义通常被视为公共卫生的标志性原则，也不常用于指导公共卫生实践中的分配或其他伦理决策。[2][3]

近年来，我国卫生公平性的研究主要包括三类：侧重于社会基础和道德范畴研究公平的价值判断；探讨导致不公平性的政治、社会、生物、心理等影响因素；如何改善医疗卫生系统的公平性问题，涵盖卫生政策决策、分配、筹资、利用等环节的公平性设计问题，如刘继同认为分配性公正将成为深化卫生改革的最佳途径；如何从社会政策、社会公平和社会平等的角度设计卫生改革模式，制定卫生发展的大政方针，已成为社会各界人士和卫生系统的普遍关注领域。[4] 国内对卫生公平性的研究广泛存在于卫生经济、卫生服务、医学伦理、卫生制度和医改模式等角度展开的讨论中，争论集中在政府与市场的作用、医改模式的选择、公立医院改革与非公医院的发展、激励与监督机制、医保设计、筹资和补偿等问题上，这些热点争议绕不开对于公平性问题的设计和考量，如何体现公平性成为改革效果的重要衡量标准之一。

就中国当下医改的宏观政策背景以及卫生资源领域的突出问题而言，公平的资源配置是首要问题，中国前期医疗改革公平性差，引发了反应度低、效率低下、医患矛盾突出等当下医疗格局失范问题。而这些问题当中，医疗服务的贫富差距拉大、城乡二元化发展所带来的不公平现象非常突出。医疗公平性引发全社会的广泛关注

① Daniels N., "Justice, Health, and Healthcare", *The American Journal of Bioethics*, Vol. 1, No. 2, 2001, pp. 2–16.

② Baum N., Gollust S., Goold S., Jacobson P., "Ethical Issues in Public Health Practice in Michigan", *American Journal of Public Health*, Vol. 99, No. 2, 2009, pp. 369–374.

③ Gostin L., Powers M., "What Does Social Justice Require for the Public's Health?", *Health Affairs*, Vol. 25, No. 4, 2006, pp. 1053–1060.

④ 刘继同：《卫生资源的四次分配机制与分配性公平卫生改革模式的战略思考》，《中国卫生经济》2006年第25卷第2期。

源于两份客观的评价报告：一份是《2000 年世界卫生报告》，该报
告指出，中国卫生部门的总体绩效处于较低水平，特别是公平性较
差，在全球 191 个国家中排在倒数第四。另一份是 2005 年国务院发
展研究中心发布的《对中国医疗卫生体制改革的评价与建议》，认
为中国的医疗卫生体制改革基本上是不成功的，主要表现为医疗服
务的公平性下降和卫生投入的宏观效率低下，并认为医疗卫生体制
出现商业化、市场化的倾向是主要原因。因此本书的中国情景分析
将主要从公平的视角进行剖析。当然稀缺资源的合理配置也无法绕
开对效率的讨论，因为公平和效率一直是中国社会改革以及几轮医
改中的重点问题之一。①

二　医疗改革进程中的卫生分配公平性探索

世界卫生组织的报告《全球人口在卫生保健方面存巨大差异》
指出，许多国家和地区的卫生系统未能将重点放在公平享受卫生保
健机会，明智配置资源以及满足民众，特别是贫困和边缘化群体的
需求和期望上。1978 年的阿拉木图国际初级卫生保健会议首次将卫
生公平问题列入国际政治议程并提出了初级卫生保健制度，世界卫
生组织呼吁卫生系统回归这一制度。

公平性问题是世界医疗改革一直关注的热点，世界卫生组织于
2005 年设立了健康问题社会决定因素委员会，专门研究如何减少不
公平现象，该委员会在 2008 年的《用一代人时间弥合差距》的报
告中认为，缓解卫生不公平现象是当务之急和一项道德义务，并呼
吁卫生公平性要成为政府绩效的标志；通过公平参与决策过程，加
强所有社会人群的力量。报告指出，"政策欠佳、经济失灵和政治
失误交杂缠绕在一起，在很大程度上造成世界上大多数人享受不到
其在生理上本可达到的良好健康状态"，并认为"社会不公是人类
的一大杀手"。世界卫生组织总干事陈冯富珍博士认为，"卫生不公

---

① 崻怡、贺加：《新医改背景下卫生资源配置制度伦理研究——以效率与公平的平衡为视角》，《中国医学伦理学》2012 年第 25 卷第 2 期。

平实际上是生死攸关的问题。但卫生系统不会自动增进公平。需要发挥空前的领导作用，促进所有行动者，包括卫生部门之外的行动者审查其在卫生领域的作用"。2010 年委员会又发布了以公平性为基础的《所有政策中的卫生问题阿德莱德声明》，协助领导人和决策者在制定、实施和评价各项政策和服务时综合考虑健康、福祉和公平性。近年来各国积极采取措施推进公平主张，如柬埔寨建立健康公平基金以扶助贫困人群，泰国通过立法推广"30 铢计划"普及基本医疗，中国推行新农合制度等都体现了国家层面对公平性的引导。

刘国恩认为，中国卫生资源配置"不公平"主要表现在医疗卫生筹资方式上，涉及医疗费用是通过什么途径筹集来的，由谁来为医疗服务埋单的问题。从实质上讲，公平问题更多的是一个政府为困难群体埋单的问题。而"欠效率"主要表现在医疗卫生的组织方式上，涉及所有制形式，计划和市场的比重，市场集中、垄断和竞争程度的问题，尤其在高端市场。其主要原因是过多的政府干预和行政垄断所导致的市场竞争不足。要更好地解决"公平"与"效率"问题，除了履行政府的筹资职责和发挥市场机制的效率功能外，还必须研究医疗服务的支付手段问题。2009 年启动的新一轮医疗改革中，新的供方支付制度、降低药品价格、基本药物目录、控制高科技技术的增长以及加强基本医疗体系等政策工具和创新改革措施已开始实施，决策者从可及性和可承受性的角度进行考虑，尝试矫正城乡卫生资源分配不均。各地区也积极"试水"，比如"宿迁模式""神木模式""高州模式""安徽模式""三明模式"等地方医改层出不穷，公立医院改革的16 个新医改试点城市也都注重医改的公益性和效益平衡发展。

三 国外关于卫生资源配置的公平与效率的讨论

"公平"与平等、公正等概念相近，但"公平"作为一个含有价值判断的"规范性概念"，比"平等"更抽象，更具道德意味和伦理性，而"公正"包含了公平和正义，主要用于法律、政治语境，比公平意涵更广。库克（Cook）强调"公平"主要是指卫生产出的平等，卫生服务的合理可及，卫生管理的效率，病人自主和责任[①]。布洛克（Brock，2006）认为优先次序配置的"公平"定义有时与平等和正义分配的概念相对应。布雷伍曼（Braveman）将公平性定义为：不存在与社会优劣势地位系统相关的健康差异[②]。詹姆斯（James）认为公平性应体现在降低不同社会地位人群的不公平性，以及帮助最脆弱人群，类似于罗尔斯的正义理论、降低边际效用的效用主义、森关于人能力的平等、德沃金无嫉妒（No - envy）原则主张正义应当补偿人们的残疾。[③] 较为经典的还有，丹尼尔斯承续罗尔斯正义论的思想，提出衡量美国医疗改革方案的十个公平性标记（Benchmark）[④]，其中不乏财务的效率标记，因为如果没有效率就无法创造更多资源，也就没有公平分配所依赖的更多物质基础。

资源分配的效率更多是从经济学方面进行定义。效率是从资源分配中取得效益最大化，一般可分为技术效率和分配效率，其中分配效率是通过最优组合产出获得最大收益，可通过生命年、QALY、DALY 方法来进行测算[⑤]。福利经济学中的效率是指主观偏好或效用方面，衡量一种分配比另一种分配更有效率取决于是否能在更大范围内创造效用[⑥]。从秩序理论看制度的效率，为改善卫生资源的稀

---

① Cook R. J. , "Exploring Fairness in Health Care Reform", *Journal for Juridical Science*, Vol. 29, No. 3, 2004, pp. 1 - 27.

② Braveman P. , Gruski S. , "Defining Equity in Health", *Epidemiol Community Health*, Vol. 57, No. 4, 2003, pp. 254 - 258.

③ Chris James, Guy Carrin, William Savedoff et al. , "Clarifying Efficiency - Equity Tradeoffs Through Explicit Criteria, with a Focus on Developing Countries", *Health Care Analysis*, Vol. 13, No. 1, 2005, pp. 33 - 34.

④ Norman Daniels, Donald W. Light , Ronald L. Caplan, *Benchmarks of Fairness for Health Care Reform*, Oxford: Oxford University Press, 1996, pp. 33 - 38.

⑤ Leonie Segal, Ying Chen, *Priority Setting for Health: A Critique of Alternative Models*, Report to the Population Health Division Department of Health and Aged Care, 2001.

⑥ Per - Erik Liss, "The Significant of the Goal of Health Care for the Setting of Priorities", *Health Care Analysis*, Vol. 11, No. 2, 2003, pp. 161 - 169.

缺状况，卫生系统应当是有效率的系统。效率的意义首先是应以节俭的方式创造出必要的服务；还有其他意义上的效率，即不要中断有意义的创新、不要停止技术创新，以及让卫生体制能够适应环境的变化。

虽然在资源稀缺情况下往往面临公平与效率的抉择问题，但关于两者的优先级程度在各类文献中表述得并不一致，不同学者有不同偏好。奥肯提出以"效率优先，增进平等"为抉择方法，罗尔斯则认为应当把优先权交给平等，米尔顿·弗里德曼认为应当把优先权交给效率。① 在医疗改革资源分配方面，学者就两者的优先性也展开了激烈讨论，多数学者认为应两者兼顾，实现一种平衡并将其融入决策制定过程中，借助一些明确的关键标准去实现效率与公平的平衡，提出包括成本效果、外部性（溢出）、非卫生结果等效率标准，以及包括水平公平、垂直公平、紧急情况的拯救原则、对个人的积极影响、生命周期卫生平等、个人/集体责任等在内的公平标准使两者平衡得以实现。

四　我国卫生资源配置公平与效率兼顾发展的制度设计

西方学界自 1975 年阿瑟·奥肯提出"平等与效率——重大抉择"的著名命题以来，关于二者关系的研究从未间断过。近 30 年来，公平、公正/正义和平等/均等概念交错出现于不同的理论著述之中，生产效率、分配效率、经济效率和社会效率等概念也为研究者所广泛使用②。中国近 30 年来对两者有不同的理解，一般是从对立统一的辩证方法分析二者的关系，有对立论、相辅相成论、主次有别论、并重论等③。效率与公平是反映卫生资源配置的两大相互联系的重要指标。

---

① ［美］阿瑟·奥肯：《平等与效率：重大抉择》，王奔洲译，华夏出版社 2010 年版，第 96 页。

② 刘承礼：《近三十年来西方文献关于公平与效率研究的基本观点述要》，《政治经济学评论》2008 年第 1 期。

③ 李杰：《公平与效率：三十年不同学科研究述评》，《社会科学研究》2008 年第 6 期。

　　我国前期医改长期只唯效率，鲜顾公平，引发了公平性差、反应度低、效率低下等医疗格局失范现象。为了纠正这些失范现象，国内学者围绕制度体系、供给体系、财政体系、管理监督体系四大体系改革，从卫生经济、卫生服务、医疗保险、医改模式等方面展开研究。从公共管理学角度研究的争议之一，是对效率和公平的依托主体有着不同的理解，即资源配置是应以政府为主导，还是优先发挥市场配置资源的功能。之前对此问题认识比较片面，认为应由政府去保障公平，由市场去提高效率，实现帕累托最优。然而，"政府派"和"市场派"的改革思想有了新的交融。李玲认为政府主导的改革思路是由政府主导为全民提供廉价的医疗卫生服务，辅以一定的市场手段来提高医疗卫生机构的效率；葛延风认为医保改革应提高保障水平和改善保障绩效，同时体现医疗卫生服务的公益性；王虎峰用"四领域分析法"分析新医改方案"四位一体"的政策框架，指出监管模式、监管工具，质量标准、质量评估等医改政策执行工具都需要创新；[①]廖新波认为政府应当成为"公共服务型政府"，以解决医疗改革的失范问题；顾昕、高梦滔、刘国恩、姚洋等认为应由市场竞争发挥主导作用，重新建构政府新职能，走向"有管理的市场化"。学者们所达成的共识是，政府和市场皆有负担公平、效率的双重职能，只是涉及公共卫生、医疗保险、医疗服务、筹资方式等不同领域时各有侧重。

　　而在任何制度环境下，卫生资源相对于人们的健康期望和医疗服务需要来讲都是稀缺的，因而卫生资源优先次序配置存有阶段发展论的安排，即通过效率先将"量"做大，再公平分享改革成果。但医疗改革前期不公平且欠效率，或者可以说是由不公平引发了欠效率。虽然两者的逻辑关系已有很多学者反复论证，但现阶段关于两者关系的探讨存在两大局限：一是仅限于"何者优先"而陷入一

---

　　① 王虎峰：《论争中的中国医改问题、观点和趋势》，《中共中央党校》2008 年第 12 卷第 3 期。

种无解的循环论证；二是把两者分开讨论，破坏了双方互相联系的整体性，而无法实现系统的动态平衡。理想状态的医疗改革资源配置的公平应以民主社会的公共理性建立，并体现出权利与义务公正合理的配置主张；而效率应旨在能以合理的成本，在保证质量前提下，以最小资源投入获得产出。在医疗资源有限的情况下，通过资源优先级的合理分配和规划，将资源分阶段投入边际效益较高的卫生服务供给领域，有助于卫生系统的常态健康和可持续发展。

因此，效率与公平应作为一种平衡关系共同促进，政策制定的实践涉及卫生资源优先次序配置、卫生保健技术的优选、支付政策设计等微观技术支持手段，但从宏观管理而言，更需要对两者平衡发展有清晰的认知。要促进资源分配的效率和公平平衡发展，需要运用正确的方法或策略，包括从制度上引入公平程序和制衡机制加以保障。

促进效率与公平平衡发展的重要基础之一是公平程序。程序并非是实现医疗改革公平性的唯一路径，但的确是便捷有效的途径，它能促进实质公平的实现。资源分配必然绕不开利益各方沟通和质询，而利益方的有效沟通和适时的意见反馈有利于政策的制定和推行，因此在程序设计方面应遵循决策"自上而下"和"从下往上"的规律，除了关注决策制定者（政府）资源分配的程序是否公平，也要完善公众参与协商机制，实现各方的互动协商。程序正义与决策透明化过程可能会影响效率，但速度不等于品质，也不等于公平，民主程序所提供的广泛征询和普遍参与机制，可降低政策错误的可能性，避免为纠错而走向低效率或政策不稳定所导致的资源浪费。

公平和效率平衡发展的另一基础是利益相关方的制衡机制。各利益相关方对资源的争夺会出现系统内耗并最终导致制度执行的低效率（或者可能无法推行）。增加制度效率的重要途径即是以制衡机制为基础发展出卫生系统的平衡生态，使各利益相关方能相互制约、协作共生、竞争发展。只有透彻观察医改所涉及的利益、制度与组织要素，充分理解利益相关方的诉求，才能更好地探索制衡机制。制衡机制也要充分关注制度体制内各利益相关方所可能产生的负向影响。有学者从政治经济学角度分析卫生资源优先次序配置的制度环境，发现在西方成本—收益管制体制大背景下，虽然近几十年经济学评价技术和方法不断修正，但是决策者仍经常偏离经济评价的原则。他们从大多数选举（"中间选举人"）、官僚决策制定、寻租等几个政治经济学模型方面研究如何约束代理人在政治和制度方面的具体操作，实现理性行为的对策[1]。中国医改需要充分对制度环境的负向阻力进行预估研究，才能保障医改资源配置政策产生效率和公平相平衡的正效果。

医改的资源配置问题必然伴随利益再分配，而相关公正程序也会使原先利益格局的强势方的主导性、控制力面临挑战，但是将公平、效率的平衡融入卫生资源配置的制度设计，不仅是为实现利益再分配，更是希望在公正程序和制衡机制基础上去实现利益共生、利益共享，为医改的可持续发展提供这样一种思路：建立各方有效互动与制衡机制，以公正的程序进行保障，最终达到卫生系统资源配置的公平与效率相平衡的可持续发展。

---

[1]　Maria Goddard, Katharina Hauck, Peter C. Smith, "Priority Setting in Health a Political Economy Perspective", *Health Economics, Policy and Law*, Vol. 1, No. 1, 2006, pp. 79 - 90.

第二章 卫生资源优先次序配置的程序公平研究

第一节 基于合理问责框架的卫生资源优先次序配置[①]

随着卫生资源供需矛盾日渐突出，卫生决策者必须重新审视卫生资源分配的优先次序与轻重程度，公平分配始终是中西学界关注的焦点，西方的合理问责框架自 20 世纪 90 年代提出，逐渐成为近 20 年来保障卫生资源优先分配程序公平性的主导范式。虽然国内学者已就卫生公平和医疗改革公平领域开展较多研究，政策实践也倾向于推动改革向公平性方向发展的系列措施，但我国尚未从合理问责框架（A4R）角度去分析卫生政策制定过程的公平性问题。本章运用合理问责这一伦理学分析框架，评价我国新医改背景下卫生资源分配的公平性问题，以新医改方案制定过程为例开展案例分析，并提出政策建议。

[①] 本节部分内容参见笔者所著文章《我国医疗改革进程中卫生资源分配的公平性研究——基于合理问责框架的分析》，曾刊载于《道德与文明》2012 年第 6 期，第 120—125 页；以及《基于合理问责框架的卫生政策制定公平性分析》，刊载于《中国卫生政策研究》2012 年第 5 卷第 8 期，第 43—48 页，在此基础上进行了进一步的内容拓展和修改。

一 合理问责框架介评

(一) 将"合理问责"作为优先次序配置公平的伦理分析方法

合理问责即 "Accountability for Reasonableness",有较多文献因其内容包含 4 个条件而简称其为 "A4R",是丹尼尔斯和萨宾 (Daniels & Sabin) 所建立的一种优先次序配置公平程序的伦理学分析方法。公平是优先次序配置的主要目标之一,而合理问责是确保优先次序配置程序公平性的指导框架[①]。

合理问责的核心部分是关于公平程序保障的四个条件 (见表 2 - 1),它能为卫生保健决策者在提高决策公平性和增强公众问责性方面提供全面实用的指导[②]。它是保障决策者对卫生系统优先次序配置程序公平性的指导框架,有助于政府在卫生供需矛盾激化升级的情况下,利用更有效和公平的方法推动资源分配。

表 2 - 1   "合理问责"的四个条件

四个条件	内容
公开 (Publicity)	决策的决定和依据必须让利害相关者都知道
关联 (Relevance)	决策所参考的证据或信息必须和决策所要达成的目标是确实相关的,以持公平观念的利益相关方认为有关联性为判断标准
修正/上诉 (Revisions/Appeals)	有对决策的修正机制或上诉机制以应对挑战,包括给予利益相关方提出修改决策的机会和争议解决途径
执行 (Enforcement)	有执行决策的机制,对过程进行自愿监管或公共管制以确保前三个条件得以实现

(二) "合理问责"的哲学伦理基础

卫生政策程序伦理、民主审议理论和社会公平理论共同构成了

---

① Maluka S. , Kamuzora P. , Sebastián M. S. et al. ,"Decentralized Health Care Priority - setting in Tanzania: Evaluating Against the Accountability for Reasonableness Framework", *Social Science & Medicine* (1982) , Vol. 71 , No. 4 , 2010 , pp. 751 – 759.

② Gibson J. , Mitton C. , Martin D. , "Ethics and Economics: Does Program Budgeting and Marginal Analysis Contribute to Fair Priority Setting?", *Journal of Health Services Research & Policy* , Vol. 11 , No. 1 , 2006 , pp. 32 – 37.

合理问责框架的伦理基础。

其一，在一个多样化和多元化的社会，必然存在相互竞争和矛盾的道德准则，以及在物质和政治层面的竞争利益，卫生政策的程序伦理要体现公平、包容、参与和透明等原则，程序设计应努力确保各方利益表达，审议过程是公开、可见和可及的，政策决定的合法性在于其可被质疑并被修订①，"合理问责"的四个条件符合以上的程序设计思路。

其二，"合理问责"立足于哲学伦理和政治哲学的学科基础，这使得公平程序与广泛的民主进程相关联，较大程度保障了公众参与。

其三，效用主义的"最大多数人的最大利益"、罗尔斯公平主义所定义的"无知面纱"下的极大极小原则，以及古典自由主义与现代自由主义关于"自由约束"（相对自由主义）的阐释②，都是围绕资源的公平或公正分配的"社会公平理论"重要的伦理思想源泉。

（三）关于"合理问责"的批判与回应

虽然"合理问责"被公认为是保障公平程序的主导范式，仍存在不少学术争议，有两类主要的批判观点：一是认为它并不通用，只适用于一些特定的政治文化；二是认为程序本身并不能告诉我们什么是对的或公平的，该框架没有提供相关的实质标准③，附随的批判包括缺乏操作性指南等。针对这些批评观点，"合理问责"的创建者丹尼尔斯等进行回应，认为该理论具有普适性，即使在一些政府不是很透明的国家，也会审慎而公开地在制度层面应用该理论。而对于缺乏实质内容这一质疑，他们认为实际上并不存在可以

① Kenny N., Giacomini M., "Wanted: A New Ethics Field for Health Policy Analysis", *Health Care Analysis*, Vol. 13, No. 4, 2005, p. 257.

② [美] 富兰德等:《卫生经济学》，于保荣等译，中国人民大学出版社 2010 年版，第 508—513 页。

③ Hasman A., Holm S., "Accountability for Reasonableness: Opening the Black Box of Process", *Health Care Anal*, Vol. 13, No. 4, 2005, pp. 261 - 273.

解决大多数分歧的实质标准，短期内也不可能就此达成共识①，建构公平程序比达成统一的实质标准更容易②。丹尼尔斯更专业地洞察现实情境，发现并没有迅速达成统一实质共识的可能，并尝试从程序共识的角度去推进公平性实现。该框架试图建立程序的基本规则，确保在公平、合理、合法的范围内制定决策结果，是一种更为积极的手段。

（四）"合理问责"理论的应用及修正

近十多年来，一些以解决实际问题为导向的本土或跨国实证研究（见表 2－2），将"合理问责"应用于不同层级的卫生决策，以评价和提高决策实践程序的公平性，检验"合理问责"价值认同度，并结合决策者的理解，对程序性的四个条件进行细化、拓展、修正和完善，以提高其在不同复杂环境中的应用性。

表 2－2　　卫生资源优先次序分配的"合理问责"文献综述

作者	研究对象	研究思路	学术贡献及意义
Martin D. 等（2002）③	两个卫生资源优先分配委员会成员	通过识别、综合和讨论参与者的重要见解，重新提炼"A4R"的关联条件	①优化"关联"条件，提出如何改善相关决策的合法性和公平性的建议；②发现"A4R"除了可以应用于类似美国的私人保健体系，也可用于公立卫生保健系统

① Norman D. , Sabin J. E. , "Accountability for Reasonableness: An Update", *BMJ*, Vol. 337, No. 7675, 2008, p. 471.

② Norman D. , "Accountability for Reasonableness: Establishing a Fair Process for Priority Setting is Easier than Agreeing on Principles", *BMJ*, Vol. 321, No. 7272, 2000, pp. 1300 – 1301.

③ Martin D. , Abelson J. , Singer P. , "Participation in Health Care Priority – setting through the Eyes of the Participants", *Journal of Health Services Research & Policy*, Vol. 7, No. 4, 2002, pp. 222 – 229.

续表

作者	研究对象	研究思路	学术贡献及意义
Gibson J. L. 等（2005）[1]	多伦多某医院内部三个层级的决策者	运用"A4R"分析决策者在公平性方面的情况，发现权力的差别可能会对决策公平产生严重阻碍	为努力降低权力因素所造成的差异，优化有效参与机会，提出了第五个条件"赋权"（Empowerment）
Simon Mshana 等（2007）[2]	坦桑尼亚的卫生规划人员	调查不发达国家决策者对应用"A4R"保障公平卫生分配的看法	政府及地区的卫生规划人员对"A4R"表现出青睐，因为它是第一个引入的借鉴框架，并直接解决了他们所关注的问题
Kapiriri L. 等（2009）[3]	对加拿大、挪威和乌干达卫生系统的宏观、中观、微观层面的决策者进行调研	以"A4R"四个条件比较不同卫生系统下不同层级的决策水平，考察决策者对"公平"的认知	①"A4R"可适用于所有卫生保健系统和决策层级；②应增强"A4R"灵活变通性，除了四个条件以外，允许更多关于公平的元素融入
Byskov J. 等（2009）[4]	分别选取中低收入国家肯尼亚、坦桑尼亚和赞比亚部分地区作为干预观测地区	欧盟资助"REAC"干预项目（2006—2011年）三阶段评估：基本情况、过程、效果变化（质量、公平、信任方面的评价指标）	①借助"A4R"框架制定并改善执行策略，并衡量其对质量、公平和信任指标的影响；②审查"A4R"在支持卫生系统绩效的可持续改善方面的潜能，并提出相关建议

---

[1]　Gibson J. L., Martin D. K., Singer P. A., "Priority Setting in Hospitals: Fairness, Inclusiveness, and the Problem of Institutional Power Differences", *Soc Sci Med*, Vol. 61, No. 11, 2005, pp. 2355 – 2362.

[2]　Simon Mshana, Haji Shemilu, Benedict Ndawi et al., "What do District Health Planners in Tanzania Think about Improving Priority Setting Using 'Accountability for Reasonableness'?", *BMC Health Services Research*, Vol. 7, No. 6, 2007, p. 180.

[3]　Kapiriri L., Norheim O. F., Martin D. K., "Fairness and Accountability for Reasonableness, Do the Views of Priority Setting Decision Makers Differ Across Health Systems and Levels of Decision Making?", *Social Science & Medicine*, Vol. 68, No. 4, 2009, pp. 766 – 773.

[4]　Byskov J., Bloch P., Blystad A., ect. "Accountable Priority Setting for Trust in Health Systems – the Need for Research into a New Approach for Strengthening Sustainable Health Action in Developing Countries", *Health Research Policy and Systems*, Vol. 7, No. 10, 2009, p. 23.

续表

作者	研究对象	研究思路	学术贡献及意义
Stephen Maluka 等（2010）[1]	地区层面的规划（坦桑尼亚 Mbarali 区）	观察该地区资源分配实施情况，发现实践活动没有满足四个条件的要求	①是在低收入国家的地区层面开展的实证研究；②为决策制定者如何提高公平、合法和可持续的优先次序配置过程提供了指导意见
Amy Ford（2014）[2]	运用"A4R"的相关条件来观测英格兰地区的 NHS 系统	①检验关联条件是否可以应用于实际；②关联条件需要界定清晰的方法去区别合法和非法地分配卫生资源	找出现实的障碍，比如如何甄别具有公平观念的人
Noor Tromp（2014）[3]	运用"A4R"来评估印尼西爪哇	①增加 HIV/AIDS 卫生资源优先次序配置的公平性；②增强"A4R"框架的四个条件	①"A4R"不仅适用于评价过程的公平性，也提供了一种改革路径；②更注重公众和患者的参与

其中一篇跨国跨层次的研究清晰地展示四个条件在不同层次的异同点，对加拿大、挪威、乌干达三国优先次序配置情况，分别从宏观层次（国家）、中观层次（医院）、微观层次（从业人员）进

① Maluka S., Kamuzora P., Sebastiãn M. S. et al., "Decentralized Health Care Priority - setting in Tanzania: Evaluating Against the Accountability for Reasonableness Framework", *Social Science & Medicine* (1982), Vol. 71, No. 4, 2010, pp. 751 - 759.

② Ford A., "Accountability for Reasonableness: The Relevance, or Not, of Exceptionality in Resource Allocation", *Medicine Health Care & Philosophy*, Vol. 18, No. 2, 2015, pp. 217 - 227.

③ Noor T., Rozar P., Harris S. R. et al., "Priority Setting in HIV/AIDS Control in West Java Indonesia: An Evaluation Based on the Accountability for Reasonableness Framework", *Health Policy & Planning*, Vol. 30, No. 3, 2015, pp. 345 - 355.

行比较①。研究发现，宏观层面的资源分配的决定大部分由上述三个国家的内阁（Cabinet）所决定，当然他们也会受政治、公众压力和宣传（Advocacy）的影响，卫生部的决策一般是基于客观方案和证据。国际卫生优先重点影响乌干达的决策，而加拿大和挪威将一些优先次序配置的原因通过函件、印刷品和互联网予以公布。在中观层次，医院的优先次序配置决定是由医院管理者做出，并基于国家优先重点、指南和证据。医院内部的突发事件，如手术是被优先考虑的，优先次序配置理由在医院内部网或在内部会议上发布。微观层次医疗从业者主要考虑的是医疗和社会的价值标准，但相关理由都没有公布，许多从业者不了解宏观和中观层面优先次序配置流程。笔者进一步以合理问责框架进行评价，发现就相关性而言，医学证据和经济条件被认为是相关的，但游说被认为是无关紧要的。公开性方面，普遍缺乏清晰和有效的机制来公开相关理由。修正方面，在规划层次结构的正式机制被认为不那么有效，而非正式的政治机制被认为会更有效。加拿大和挪威有专门与病人沟通的处理纠纷的关系官员，而乌干达在这方面比较薄弱；执行方面的评价显示，为确保公平决策的领导是不明确的。②

由以上国际同行研究可见，"A4R"框架可评估和设计发展中国家卫生决策的公平性，通过在政策实践中的专业分析以检视理论的不足，使得"A4R"框架在各种复杂的政治经济环境下的普适性应用能得以不断完善。"合理问责"的普适性已为不同经济状况的国家和地区、不同性质的卫生保健系统所证实。鉴于国内在运用此框架分析卫生政策制定的公平性方面的空白，以下笔者以医改方案制定为例运用"A4R"框架展开分析。

① Kapiriri L., Norheim O. F., Martin D. K., "Priority Setting at the Micro, Meso - and Macro - levels in Canada, Norway and Uganda", *Health Policy*, Vol. 82, No. 10, 2007, pp. 78 - 94.
② 崦怡、贺加：《我国医疗改革进程中卫生资源分配的公平性研究——基于合理问责框架的分析》，《道德与文明》2012 年第 6 期。

二 基于合理问责框架的卫生政策情境分析

中国新医改方案的制定过程，即是对备选方案的取舍、整理和修改过程，是一种典型的卫生政策制定行为，旨在为新一轮医改实践提供实施纲领和优先发展的依据。以下运用"A4R"框架的四个条件，以《新医改方案》的制定过程为例，分析卫生政策制定的公平性（见表2-3）。

表2-3　　　　　　　新医改方案制定过程公平性力度分析

"A4R"框架的四个条件	草案形成	草案公布	意见吸纳	正式方案公布
公开	弱	强	弱	强
关联	弱	弱	弱	弱
修正/上诉	弱	弱	弱	弱
执行	弱	中	弱	中

从医疗改革方案制定过程的公开条件来看，新医改方案征求意见稿和新医改正式方案的发布环节都比较及时和广泛，在医改意见搜集阶段，政府开辟互联网媒介等专门渠道广泛征求民意3万余条，达到公开条件的要求。但自医改草案形成到正式方案发布过程中，缺乏对公众所反馈大量信息的收集整理、分析和上报，新医改方案最终公布前，尽管国内也有学者、媒体辅助公众意见的表达渠道，如由北京大学、复旦大学、国务院发展研究中心、世界卫生组织、世界银行、麦肯锡咨询公司等制定八套方案供政府决策参考，但这些方案没有对社会公众公开，仅针对几个方案的比较评析在期刊或互联网上公开少量文章或学者个人意见，这些意见最终如何融入官方发布的新医改方案并没有明确公开，也没有公开决策者对于方案的选择、取舍、整理的程序和标准。

从医疗改革方案制定过程的关联性来看，党的政策理念、利益关联方的建议、学术观点、媒体焦点、公众意见都汇成医疗改革的社会意识形态，这些意识形态交互在一起，并以各种具体形式或机制对政策过程产生深刻影响。有学者总结这一过程的特征：在备选方案的形成过程中，决策者的意识形态作用要强于利益集团的压力；社会媒体强化了政策议程；权威行政部门在医疗卫生领域积累的政策经验对政策方案的设计制定起了至关重要的作用①。由此可见，虽然中国的医疗体制改革蕴含了政府、医疗供方和需方、学者、媒体等多方的共同作用，但仍主要是政府和利益集团（主要是医疗供方）决定着改革的进程与方向。医改的实践性决定了应当着力解决人民群众最关心、最直接、最现实的利益问题，公众是一个重要的利益相关方，但公众缺乏组织性、共同的利益目标、利益表达渠道和主动的表达意愿，导致公众诉求的呼声对政策决策者的影响十分微弱。从公众对决策过程的实际影响力角度来看，医改政策制定的关联性的力度偏弱。如何使公众能真正参与并影响医疗改革优先次序配置，是一个急需解决的难题。

从医疗改革方案制定过程的修正/上诉的条件来看，方案制定过程中意见诉求渠道（主要是双向沟通和反馈两个层面）匮乏，各利益相关方的价值观、想法分享表达的实质参与机会较少，没有公开正式的或缺乏对方案内容的质疑修改论辩环节，卫生决策的合法性和合理性容易受到质疑，政策的可信度和依从性也将降低。特别体现在没有法定或公开明确的意见搜集和反馈的渠道方式、合适的意见代表的选择途径，没有制定各方意见的权重和依据、政策内容选择的标准和理由等，也没有对弱势群体的利益表达适当倾斜的政策保障，这些都进一步造成各利益相关方缺乏公平的机会通过公平的程序参与到方案制定和质疑论辩修正的层面。

从医疗改革方案制定过程的执行来看，力度不强体现在两个层面：一是医改政策制定过程中为保障以上三个条件实现的执行力，政府进行公共管制以确保前三个条件实现，因决策执行机制方面略

---

① 赵德余：《政策制定中的价值冲突：来自中国医疗卫生改革的经验》，《管理世界》2008年第10期。

有不足而显得执行力不足；二是方案推行和执行的预估，虽然依赖党和中央领导自上而下地推行，容易将改革方案全面传达和统一贯彻，但并未充分考虑执行细节和权责范围，也未设立相应执行监督体制，在方案确定公布后，在各地的开展面临中央和地方的政策衔接问题。长策智库（CRCCP）通过对 30 份省级医改方案的评述认为，虽然以中央的改革方案为总纲，但普遍缺乏地方特色和深入、细致、操作强的改革措施①。有学者用制度变迁理论从制度需求供给均衡的角度考察了新医改方案制度变迁的动力机制和制度变迁的供需均衡点，在此基础上对新医改方案的可行性和有效性做制度预期，研究结论表明：新医改作为强制性制度变迁其"第一行动集团"已经出现，但有效形成"第二行动集团"存在一定的客观障碍。其中，地方政府的制度供给能力值得担忧，而且监管很难。新的制度安排可能诱致一些制度逃离行为，使供需均衡点发生偏移而不能完好地达到制度预期，需要防范并增加相应的制度供给②。

运用合理问责框架推进中国医疗改革公平性开展，关键在于四方面的能力提升：第一，创新政府信息公开制度，建立更多公众质询途径，督促监督决策过程，实现公开透明；第二，以社会共识的认知基础为依托，形成特定的意识形态与价值观评判标准，帮助关联条件的开展；第三，加强民主参与协商，特别是利益各方都有机会通过反馈途径参与决策的博弈；第四，通过一系列政策执行和监督机制落实关于医疗改革的系列政策，保障政治承诺的有效实施。

三　提升程序公平性的对策建议

合理资源分配需要关于公平性向度的正确指引，"合理问责"至少可以保障公平程序的设计。借助合理问责框架进行分析，笔者认为卫生资源公平性分配需注意以下几个方面的问题。

---

① 长策智库（CRCCP）：《行政管控 VS 购买服务——地方医改方案综合评述》，2010。

② 尹希果、朱猛新：《医改方案的制度预期：一个制度变迁理论框架的分析》，《福建论坛》（人文社会科学版）2009 年第 1 期。

（一）结合地方特色，因地制宜地规划资源分配

医改的实践性决定了应当着力解决公众最关心、最直接、最现实的利益问题，公平性问题则是诸多急需解决的重要问题之一。"合理问责"框架虽可为医疗分配公平制度的程序保障提供借鉴指引，但终须以中国医疗改革形势和各地实际需要为基础，因为卫生资源配置规划不是封闭单一的问题，而是与社会经济、教育、人口结构密切相关。然而地方改革思路往往缺乏地方特色。虽然中央下达医改近期的重点任务，但各地改革所依托的情境差异较大，分权治理下各省政府对其的解读和执行仍有差距，各地对中央政策的解读和执行也仍有差距，尤其体现在资源配置的先后次序、轻重程度不清，宏观配置规划导向不明确。如果没有对卫生资源配置的优先次序有明确的思考，卫生资源旧有格局将无法改变，国外卫生资源配置优先级设计经验可为我国提供有益借鉴，有助于界定政府资源治理范围，创新卫生资源治理管理路径以改善资源配置现况。

（二）重视决策主体的执行力，提高决策水平和效能

改变人治的经验模式，需要提高决策部门对现实情境的前瞻性和规范性的分析能力，可以借助"A4R"框架进行设计和评估，保障决策规划的公平程序，并在各方充分质询论证的审议基础上进行。公平程序的设计并非是实现医改政策制定公平性的唯一路径，但却是便捷有效的途径，它能促进实质公平的实现。国内也缺乏医疗改革的公平性详细的评价指标。美国在20世纪90年代曾热烈讨论医疗改革，政府与民间都提出不同的方案，丹尼尔斯依据公平性的理念，与其他两位学者就美国医疗改革提出了十个公平性标记（Benchmark of Fairness）[①]，方便医改方案的公平性衡量。我国也可利用"A4R"等一些成熟理论开展公平性设计评价指标体系的研究，为卫生资源配置的公平性提供依据。

---

① Norman Daniels, Donald W. Light, Ronald L. Caplan, *Benchmarks of Fairness for Health Care Reform*, Oxford: Oxford University Press, 1996, pp. 1 – 10.

任何良好的政策都需要能起到实质效果的执行，"合理问责"中的执行条件（Enforcement）是确保上述公开、关联、修正/上诉条件顺利开展的重要基础。决策部门对现实情境的前瞻性估计和规范性执行的能力是关键，对决策的清晰规划和对基本问题的合理定性，可以避免因为应急型卫生政策所导致的"政策衍生问题"。深刻洞察微观决策过程中的冲突，可以在一定程度上预防执行效能低下，顺利助推医改系列政治承诺的实现。与顶层设计相适应的执行力，除了具备科学合理的决策能力和执行能力，也体现在决策过程的合法性和内容的合理性方面，过程的合法性源自程序的公开透明以及对质疑的容忍度，而内容的合理性则需要制定清晰明确的分配标准和内容，以供公众监督问责。

（三）加强决策过程的透明公开，实现各关联方的参与赋权

运用"A4R"对现有卫生资源配置的决策过程进行评价，发现公开、关联条件满足方面尚有较大改进空间。以《新医改方案》的制定过程为例，虽然政府专门开辟互联网等媒介，广泛听取民意，吸收一些著名学术研究机构作为智囊团队，参考北京大学、世界卫生组织、麦肯锡咨询公司等方案建议，但公众和学者专业意见最终如何融入新医改方案的过程并没有明确公开，也没有公开决策者对于方案的选择、取舍相关程序标准，这也是民间普遍评价意见宏观、抽象、"四不像"的原因之一。关键的决策环节是在较为封闭的公权部门展开的，缺乏民众质询，而决策者对于方案的选择、取舍的标准也并未公开。因此，亟待加强政府信息公开制度，建立更多公众质询途径以监督决策过程。借助"A4R"理论框架，确保医疗决策的程序的公平性，应进一步研究如何从程序设计上体现对各方的价值观、想法分享表达的参与机会，建构政府与政策受众（利益相关方和公众）的沟通机制反馈机制，开拓理性诉求渠道，创新构建民主参与式决策监督模式。有社会共识支持的医改，才能具有更高的可信度与稳定性。

而以修正/上诉条件来衡量，我国虽然有大量的正式资源和社会

资源可供质疑决策和争议解决，包括各机关的信访制度，人大、政协的投诉和举报渠道，媒体监督曝光等，但公众实质性地影响核心决策的能力仍显不够。一是自下而上的意见递送系统常出现"梗阻"；二是中国历来有"沉默的大多数"的社会氛围，源自公众利益诉求多元化、缺乏有效组织表达、公民参与自觉度低等。就这些问题，应着重探讨如何从程序设计上加强民主参与协商，增加关联方的参与机会，建构各方的深度沟通和有效反馈机制，真正实现在公众审议的基础上推进政策制定。

第二节　卫生资源优先次序配置
公平的公众参与研究[①]

公众参与是实现公平程序的重要基础，也是保障程序公平的重要途径和手段，但是运用合理问责框架对我国卫生资源政策制定研究的分析中发现，公众参与是薄弱环节。在政治学语境下的公众参与通常与"自下而上"的民主决策相联系，也更能促进公开透明的决策过程和合法合理的决策结果。虽然与民主相联系增强了公众参与的必要性，是基于一个普遍的共识，即任何一个有效运转的组织都需要良好的自上而下以及自下而上的沟通，但仍需辩证地看待民主问题，公众参与并不等同于民主，民主并非是一条通往政府管理的简单途径，公众参与也不是将民主引入公共事务管理的简单工具。

一　公众参与的理论界定

（一）卫生政策制定的公众参与意涵及其政治历史渊源

提及"公众"一词有不同的词汇去描述，在很多相关英文文献

[①] 本节部分内容参见笔者所著文章《国外卫生资源分配的公众参与研究》，曾刊载于《中国卫生经济》2012 年第 31 卷第 4 期，以及《医疗改革的公众参与问题研究》，刊载于《医学与哲学》2012 年第 33 卷第 1 期，在此基础上进行了进一步的内容拓展和修改。

里的描述词为"外行""非专家""服务使用者""大众成员""公民"或"公众"。狭义而言,卫生政策制定所涉及的公众是指医患关系中的"患者",卫生服务关系中的"顾客""使用者"。广义而言,还包括潜在的医疗服务需求群体,以及直接或间接被卫生政策所影响的各利益相关方。当描述何种方法能够增强普通民众参与卫生服务决策时,通常特别关注弱势方在政策制定过程中的参与问题,偏重于从医疗"需方"的视角进行研究,在本章中也着重从"扶弱"的角度关注医疗改革政策制定的公众(患者与普通民众)参与问题。

公众参与问题从学术谱系来看,源自政治参与,公众参与是社会政策的基石,是一种公众民主表达意愿的形式。20 世纪末,以强调公民参与为基础的一种全新的民主范式——协商民主迅速兴起,协商民主从不同的维度对公民参与进行了审视与阐释,推动了关于公民参与的平等性、合法性、责任和理性方面的认知,使公民参与成为 21 世纪民主发展的主流[①]。当前关于公众参与的研究主要围绕公民参与对公共机构改革的动力研究,公共机构如何适应或推动公民参与,公民参与的政策领域,公民参与的路径、形式与效果等主题展开[②]。从更高层面而言,公众参与本身对政治起到监督和鞭策作用,如哈贝马斯的公共领域理论认为,应当形成一个公众们讨论公共问题、自由交往的公共领域,其为独立于政治建构之外的公共交往和公众舆论,对于政治权力是具有批判性的,同时又是政治权威重要的合法性基础。

在中国传统思想中也不乏对于公众参与的重视,比如先秦的三刺制度、汉代的"三老"制度。在悠久的历史进程中,中国社会一直存在深厚的民间"自治"传统,直到今天,不少乡村仍然遗存了

---

① 杜英歌、娄成武:《协商民主对公民参与的多维审视与局限》,《南京社会科学》2011 年第 1 期。

② 朱德米:《回顾公民参与》,《同济大学学报》(社会科学版)2009 年第 20 卷第 6 期。

这种文化基础的影子。

(二) 公众参与优先次序配置过程的必要性

因应优先问题的解决而生的优先次序配置研究有其自适应系统，为了实现卫生政策制定的公开透明，在合法、合理框架内进行优先级排序必然需要公众参与。

优先次序配置所涉及的公众参与是指公众在确定优先级的议程设置、决策制定和政策形成过程中发挥作用[1]。公众参与问题强调合法、合理与理性民主的过程，这与卫生政策的程序伦理框架所体现的诸如公平、包容、参与和透明度的原则相一致，资源优先分配的公平程序必然也与更广泛的公众参与密切关联。

二 公众参与的研究局限与学术争议

公众参与广泛运用于社会各个领域政策制定过程，在卫生优先次序配置的决策过程中，由谁参加，如何参加，已成为学术争论和实证研究的焦点。关于"谁"的问题，有三个关键的研究空白点：更关注公众参与优先次序配置的协商机制的技术方法，但没有研究公众直接决策问题；关注公众在优先级过程中的角色，但没有考虑到一些潜在的利益相关方；没有明确参与各方在决策制定过程中所扮演的角色[2]。

公众是卫生政策所带来的有利或不利影响的最终受众，公众参与也可被看作政策的本质目标之一，所以应鼓励实现民主参与、公众问责和透明化[3]。有学者认为，在审议的各阶段有必要加大公众参与的程度；各种理由应当公开，而不应当通过禁止一些特定理由

---

[1] Bruni R. A. , Laupacis A. , Martin D. K. , "Public Engagement in Setting Priorities in Health Care", *Canadian Medical Association Journal*, Vol. 179, No. 1, 2008, p. 15.

[2] Martin D. , Abelson J. , Singer P. A. , "Participation in Health Care Priority - setting Through the Eyes of the Participants", *Health Serves Policy*, Vol. 7, No. 4, 2002, pp. 222 - 229.

[3] Doxman A. , Lewin S. , Lavis J. N. et al. , "Support Tools for Evidence - informed Health Policymaking: Engaging the Public in Evidence - informed Policy Making", *Health Research policy and System*, No. 7 (suppl 1), 2009, p. 15.

和推理类型来简化民主审议，应从各种理由的优点进行判断，如一致性、合理性和解释力，而不是考虑其所谓的权威来源①。有一些对公众参与的必要性持怀疑态度的观点，如认为因为人性的自私，公众代表的意见并不客观，不一定能很好地代表大多数的观点②，也有人认为公众并不具备科学、临床或管理方面的知识，而这些知识是卫生优先次序配置活动开展所必需的，对其代表资格产生疑虑。但实际上，除公众（需方）外，还应包括医疗供方、政策制定者等具备上述专业知识的代表。作为民意代表只需能洞悉大多数人的价值观和信仰，能更好地表达他们的意见，并不必然要求是某知识领域的专家。总体而言，公众参与的必要性已被广为认同，其改善政策实施效果得到各界肯定，以"自下而上"的民主决策相联系，更能促进公开透明的决策过程和合法合理的决策结果。

三　优先次序配置理论下的公众参与研究模型

参与行动研究（Participatory Action Research，PAR）是优先次序配置研究常用的社会学研究方法，也是公众参与研究的基础模型。PAR 本是关于跨学科社会调查和社会变革研究的一种方法，近年来在公共卫生研究领域获得较多关注。PAR 源于成人教育、国际化发展和社会科学领域，可理解为将"参与"融入"行动研究"的方式，是更具包容性的调查形式，能实践于跨文化背景中。PAR 通过反思、数据收集、采取行动，旨在改善健康和减少卫生不公平，注重将吸纳更多公众的意见程序前置，再采取行动改善公众健康③。

PAR 融合了行动研究（Action Research，AR）和参与研究（Participatory Research，PR）。AR 的根源是北方传统的社会心理研究，PR 是源于南方传统解放运动的相关研究。AR 是为了使社会更

---

① Friedman A. ,"Beyond Accountability for Reasonableness", *Bioethics*, Vol. 22, No. 2, 2008, pp. 101 – 112.

② Burgess M. , *What Difference Does Public Consultation Make in Ethics*? Vancouver: W. Maurice Centre for Applied Ethics, University of British Columbia, 2003, p. 25.

③ Baum F. , MacDougall C. , Smith D. , "Participatory Action Research", *Journal of Epidemiology & Community Health*, Vol. 60, No. 10, 2006, pp. 854 – 857.

有效率，强调发挥潜能以改善个人和机构的问题，而 PR 主要是强调如何使得一些受压迫的群体提高他们的生活水平。在跨国界社会，AR 和 PR 形成互补，在多元文化环境中能推动更有创意的健康促进行动的实施[①]。AR 的四个主要特征包括研究者和实践者的合作、解决实际问题、实践的改变、理论的发展，这些特征对 PAR 的研究循环模式有直接影响[②]（见图 2 - 1）。

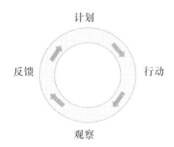

计划

反馈　　　　　行动

观察

图 2 - 1　AR 研究循环

PAR 是一个以重复的研究循环为基础的反复性研究工具，围绕着计划改变开展行动并研究进程，评估变化效果的"自我反省"（Self - reflective）循环（见图 2 - 2）。在每个周期中，研究员和利益相关者厘清重要的问题和议题，实施研究，改变行动，调查变化的含义，并为下个周期制定议程。利益相关者不断反思研究和改变行动所产生的知识，能为以后的研究循环做准备。在这种研究循环中，PAR 旨在促进实现更系统化、以证据为基础的优先次序配置过程的变化[③]。

---

① Khanlou N. , Peter E. , "Participatory Action Research Considerations for Ethical Review", *Social Science & Medicine*, Vol. 60, No. 10, 2005, pp. 2333 - 2334.

② 峁怡、贺加：《国外卫生资源分配的公众参与研究》，《中国卫生经济》2012 年第 31 卷第 4 期。

③ Peacock S. , Mitton C. , Batee A. et al. , "Overcoming Barriers to Priority Setting Using Interdisciplinary Methods", *Health Policy*, Vol. 92, No. 2 - 3, 2009, pp. 128 - 129.

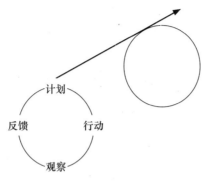

图 2-2　PAR 螺旋研究循环

卫生资源的合理分配可以借助卫生优先次序配置理论进行规划，同时卫生优先次序配置理论下的公众参与（PAR）研究更能促进决策过程的公众问责，实现民主化和透明化，兼顾各方利益诉求，为合理的卫生资源分配政策制定提供群众基础。

四　优先次序配置公众参与的实践分析

（一）各国优先次序配置的公众参与的实践概况

学术界讨论公众参与对提高优先级决策制定的合法性问题，政府报告中也更多地提倡公众参与，各级卫生系统中公众参与政策制定和实施的重要性得到广泛认同，一些实证研究描述了公众参与在一些国家卫生优先次序配置的开展。

在美国俄勒冈州，通过听证会、社区会议和电话调查征求公众的价值观[①]。荷兰 Dunning 委员会的报告中，公众被赋予服务资助的辩论机会，约 1/3 人口参与[②]。新西兰核心服务委员会用一系列方法，包括问卷调查、公众会议和讨论论坛，去引发（激发）公众关于优先次序配置的思考[③]。英国国家健康与临床最优化研究所

---

①　Dixon J. , Welch H. , "Priority Setting: Lessons from Oregon", *Lancet*, Vol. 337, No. 8746, 1991, pp. 891 – 894.

②　Lenaghan J. , "Involving the Public in Rationing Decisions, The Experience of Citizens Juries", *Health Policy*, Vol. 49, No. 1 – 2, 1999, pp. 45 – 61.

③　Edgar W. , "Rationing Health Care in New Zealand—How the Public Has a Say", in Coulter A. , Ham C. , eds. , *The Global Challenge of Healthcare Rationing*, Philadelphia: Open University Press, 2000, pp. 175 – 191.

（NICE）采用直接咨询的方式将病人纳入其发展和传播指导方针以及优先的决定。该机构还拥有一个常设的公民理事会，作为一个面向非医技人员和非医疗专家的咨询机构，在进行优先次序配置决策时，这个理事会向 NICE 委员会提出社会、伦理或道德问题的建议①。NICE 采用一套综合方法和策略促使公众参与，公众可参与到卫生政策制定及实施的部分阶段中（见图 2 - 3）。瑞士议会优先委员会开展调查，了解公众对卫生优先次序配置的态度，并鼓励公众将反馈意见通过公民陪审团进行报告②。以色列国家咨询委员会决定哪些技术应该被添加到由政府资助的卫生服务范围，市民代表构成超过 1/3 的委员会成员，该委员会运用预设标准去指导建议③。

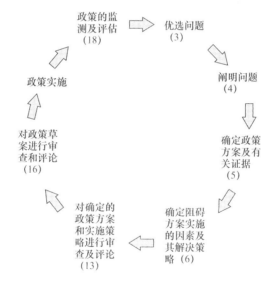

图 2 - 3　NICE 帮助公民参与卫生决策过程部分环节的示意图

资料来源：Andrew D. Oxman et al., Chin J. Evid - based Med, 2010（10）：523.

① Kelson M., "The NICE Patient Involvement Unit", *Evidence - Based Healthcare Public Health*, Vol. 9, No. 4, 2005, pp. 304 - 307.

② Swedish Parliamentary Priorities Commission, *Priorities in Health Care*, Stockholm: Ministry of Health and Social Affairs, 1995.

③ Shani S., Siebzehner M. I., Luxenburg O. et al., "Setting Priorities for the Adoption of Health Technologies on a National Level - the Israeli Experience", *Health Policy*, Vol. 54, No. 3, 2000, pp. 169 - 185.

从各国实践来看，许多政府和组织已认识到使公众参与决策过程的价值，公众参与可以实质提升优先次序配置决策的质量，制定包含公众想法并表明其关注点的政策，能增强公众对医疗保健制度的信任和信心，有利于决策的稳定推行。

关于公众意见如何通过中介机构（Mediating Institution）融入优先次序配置，Tenbensel 分析了多个国家的相关机构，虽然在优先次序配置过程中，对公共价值观最好的信息表达是公众直接参与讨论卫生优先次序配置，然而，实际过程中的公众参与如何被用于卫生优先次序配置过程极不透明。在辖区范围内的优先次序配置过程已由大量中介机构参与所替代，如俄勒冈州卫生服务委员会或新西兰国家健康委员会承担了解读公共价值观的角色，但很少有文献关注这些机构是如何理解并将公共价值观的信息融入优先次序配置的。公民陪审团经常被提倡作为一种协商民主机制的方法来让公众"为自己说话"。理性的政策制定需要透明的信息，透明度已成为一个关键准则以评估政策的合理性。从本质上来说，透明度可更好地展示收集的信息如何融入决策过程并形成最终的政策，然而，就如何征求公众意见存在巨大差异。技术与民主参与的论据有两个共同的假设：一是良好的政策制定过程是收集清晰和明确的信息以反映公众想要的是什么，然后忠实地将这些信息转换成明确的政策优先重点。二是制定合理的政策很少需要严格区分政治家、相关方的利益和政府官员的参与。如果公共价值观是由政府机构所倡导的，在形式上就需要更充分的解释。如果信息很少，公众的偏好本身就说明了问题。①

戴维·伊斯顿认为，公众的支持对于公共政策的制定和实施都有很大影响，公共政策是政治系统权威性决定的输出。② 公众参与

---

① Tim Tenbensel, "Interpreting Public Input into Priority – setting: The Role of Mediating Institutions", *Health Policy*, Vol. 62, No. 2, 2002, pp. 173 – 194.

② ［美］戴维·伊斯顿：《政治结构分析》，王浦劬译，北京大学出版社 2016 年版，第 1—10 页。

医疗体制的改革是对改革效果认可的前提及基础。一项 PAR 研究项目专门针对加拿大艾伯特地区卫生行政人员开展专家咨询，发现有很多渠道来源有助于高级决策者在识别变革的临界时设定战略规划和执行的优先，这些来源渠道包括公众参与研究、地区政府调研、人员的建议、委员会建议、文献综述（经济学和效果研究方面）、实践指南及标准、财政数据、省级政令、卫生需求评估、正式评价系统等。[1]

（二）中国医疗改革公众参与的社会环境分析

中国新医改方案的制定过程，即是对备选方案的取舍、整理和修改过程，是一种典型的医疗改革优先次序配置行为，旨在为新一轮医改实践提供实施纲领和优先发展的依据。从中国医疗改革政策制定过程来看，党的政策理念、利益关联方的建议、学术观点、媒体焦点、公众意见都汇成医疗改革的社会意识形态，这些意识形态交互在一起，并以各种具体形式或机制对政策过程产生深刻影响。

医疗改革方案的制定过程运用了"引进型"政策模式，与典型政策模式的不同表现在以下几个方面：第一，政策议程打破了政府内部议程设置与受外部影响的议程设置相互排斥的原有方式，出现了内外结合的政策议程新方式。第二，引入独立机构提供的政策方案，打破了完全由政府垄断政策方案的既有方式。第三，引入政策争论机制，广泛开展政策评议，并允许争议公开化，改变了以往小范围的政策讨论、听证方式。第四，政策信息充分公开，改变了以往政策出台前内部信息共享、局部信息公开的做法。第五，吸引民众参与，不仅相关政策争论引起了民众的关注，亦为民众参与网上讨论等提供了便利条件。[2]

---

① Mitton C., Patten S., Waldner H. et al., "Priority Setting in Health Authorities: A Novel Approach to a Historical Activity", *Social Science & Medicine*, Vol. 57, No. 9, 2003, pp. 1653 – 1663.

② 白钢、史卫民：《中国公共政策分析》，中国社会科学出版社 2007 年版，第 56—58 页。

五 公众参与的对策建议

（一）完善公众参与协商机制，重塑多重监督制衡功能

为确保有效的公众参与，首先应建立公众参与的正式原则，致力于建设和维持公众与利益相关者的信任关系。其次应建立民主协商机制，使各利益相关方都有机会通过公平的程序参与优先级政策制定的博弈过程，实现一种政府、医药提供方、消费方、其他利益相关方互动协商的格局。再次应基于可持续发展和良性互动愿景，进一步研究利益各方良性对话机制，建立公众、利益相关方和决策制定者直接联系的渠道，让公众能真正及时地参与到决策过程中，并影响决策结果。最后应意识到多重监督与制衡机制是医改的社会基础。日本学者俞炳匡就认为无论将来选择什么样的改革方案，为了避免在纷繁选项中做出轻率抉择，减轻在黑暗中摸索的艰辛，日本应当立即开始建立和完善多重监督与制衡机制作为改革的社会基础①，尝试构建一种政府负责、社会协同、公众参与的现代监督管理格局，特别要设计具有可操作性的利益相关方制衡机制，帮助弱势方公众的利益得以表达和实现。

（二）公众的"直接"参与问题

公众参与的另一个难题是公共管理者和政策规划者需要在多大程度上接纳公众的参与。虽然在政策制定研究领域已有许多成形的模型和参与形式（公民调查、关键公众接触、公民会议、公民咨询委员会以及斡旋调解等）可供选择，但仍需要决策者在满足有限理性决策模型下，实现公众偏好的最大化绩效。决策者和管理者所面临的最大挑战是在"过多"参与和"过少"参与之间找寻适宜点。与公众分享决策权力，并不意味着决策问题的所有方面都要置于公开监督之下，过度参与会使政府管理的有效性受到威胁，决策者一般也不会以出让决策的关键质量标准为代价去支持过度的公民参

---

① ［日］俞炳匡：《医疗改革的经济学》，赵银华译，中信出版社2008年版，第271页。

与。太广泛的公众参与会给决策过程带来不必要的复杂性，而同时，如果管理者因认知偏好而忽视一个重要利益相关方的存在，这种"过少参与"可能使决策的合法性和合理性受到挑战。

虽然以群体为参与单位，容易使公众对公共决策的认同形成集体意识或共识，便于决策者进行甄别选择，但因为成本限制等因素，并不能总是"一人一票"地参与优先次序配置决策过程，这就涉及公众代表的问题。民主政府的多元主义方法中有一种潜流，它集中关注一种体制中的总体公共利益得到实现的程度，在这个体制中，政府更多地回应那些被组织起来的利益。即便如此，也涉及另外两个问题：大众偏好是否能通过团体代表得到实现，集体利益是否得到了实现①。决策过程可能面临的风险是，很多特定群体的代表在受邀参与公共决策后，追逐个人的特殊利益，从而导致更广泛的公共利益的缺失。政策制定者需要加强对公众代表的甄别与监督，利用公共政策研究的方法和模型去选定"合理代表"。这也符合优先次序配置的一般程序框架所努力确保的几个要素，首先是利益能明确且被恰当（代表）表达，其次才是保障审议过程公开、可见和可及，政策决定有被质疑并修正的机制，以保障合法性和合理性问题。

（三）医疗改革价值规范的构建问题

政策科学研究需要有清晰的价值规范引导，而在优先次序配置过程中，决策者往往缺乏作为共识的价值观来指导自己的决定。为解决这一问题，有学者概括出利益相关方对成功优先次序配置的认知，包含10个独立但相互关联的因素，即利益相关者的理解、资源的重新分配、决策质量、利益相关者的接受和满意度、积极的外部条件、利益相关者参与、明确的过程、信息管理、价值观和国情的

---

① ［美］布赖恩·琼斯：《再思民主政治中的决策制定：注意力、选择和公共政策》，刘新胜、张国庆、李丹阳译，北京大学出版社2010年版，第16页。

考量、纠错或上诉机制①。为打破资源固有格局，也需要政府对关键利益主体的认知进行深入了解，这些要素除了上述提及的组织程序设计、公众参与代表问题，还涉及价值观的建构，包括利益方价值观冲突协商与共识价值观的培养。除了考虑如何在意见不同时协商问题，更应重视那些因各种原因被剥夺参与资格的人的利益表达等问题。

　　一项利用优先次序配置对中低收入国家卫生改革进行干预实验的研究发现，卫生系统可持续改善效果并不明显。目前大多数国家开展的相关行动主要集中在技术层面。应当意识到，优先次序配置不仅是一种技术行为，也是伦理和社会行为。因而要注意平衡人与技术的关系，在程序设计方面也应重视公众参与。有社会共识支持的医改，才能具有更高的可信度与稳定性，更能凝聚医改的核心价值观。

　　社会共识作为认知基础需要以意识形态与价值观评判标准为依托，因此，在各方激辩医疗制度改革目标、途径、手段的同时，也应该把医疗改革放在一个文化价值观维度下去审视。中国虽有关于医改的多元意见，但尚未形成有关医改的广泛社会文化基础和核心的价值观信仰体系。医师职业精神、和谐医患关系、公平的决策机制从根本上讲都须仰赖相对应的医改文化价值观基础，才能应对医药卫生服务体制改革的需要。

---

① Sibbald S. L., Singer P. A., Upshur R., Martin D. K., "Priority Setting：What Consti‐tutes Success? A Conceptual Framework for Successful Priority Setting"，*BMC Health Service Research*，Vol. 9，No. 5，2009，p. 43.

第三章 实现卫生资源优先次序
配置的实质公平研究

第一节 卫生资源优先次序
配置的政府治理

为预防卫生资源分配领域市场失灵，政府必须通过公共权威来更为合理和有效地配置医疗资源，但权力过分集中和政府过度参与反而是一种不恰当的监管，也会进一步破坏市场机制对资源配置的补充作用，要在过度干预和放任自由方面寻求平衡，优先次序配置就有助于划定卫生资源治理范围、管理方式和强度。结合西方卫生资源优先次序配置治理的最新研究动态，通过中国卫生资源配置及治理的政策变迁，反思国外相关经验，以下将根据经济、行政和法律三种治理手段详细论述分析中国卫生资源配置治理。

一 善治视野下的卫生资源治理

国际卫生系统改革框架大体有三种：第一种是 2004 年世界银行和哈佛大学所提出的 5 个"控制把手"（Control Knobs），包括筹资、支付方式、组织、规制、行为①。第二种是 2006 年 WHO 提出的 7 个"系统模块"（Building Blocks），包括服务提供、卫生人力、信

---

① W. C. Hsiao, *What is a Health System? Why Should we Care Harvard School of Public Health*, Working Paper, 2003.

息、医疗产品、疫苗和技术、筹资、领导和治理。第三种是 2008 年 WHO 提出的基于 PHC 理念指导的普遍覆盖、服务提供、公共政策和领导力的改革①。可见，卫生资源治理是卫生系统改革的重要命题，如何对人、财、物、信息等卫生资源要素进行合理规划配置是治理的前置问题。

一项对 15 个国家的医改状况的研究发现，政府的治理对医改有着重要的影响。经济发展虽然影响改革，但政府治理理念的变革却恰恰影响到医疗改革的方式、方法、路径和内容。20 世纪 70 年代后，一个大趋势即是管理型改革，实际上就是通过调整管理机构来提高服务效率和质量。②

英国学者罗伯特·罗茨将治理概念归结为六种：一是作为最小化国家的管理活动的治理，指的是国家削减公共开支，以最小的成本获得最大的效益。二是作为公司管理的治理，指的是指导、控制和监督企业运行的组织体制。三是作为新公共管理的治理，指的是将市场的激励机制和私人部门的管理手段引入政府的公共服务。四是作为普治的治理，指的是强调效率、法治、责任的公共服务体系。五是作为社会控制体系的治理，指的是政府与民间、公共部门与私人部门之间的合作与互动。六是作为组织网络的治理，指的是建立在信任和互利基础上的社会协调网络。③ 其中第一、第三、第四种和卫生领域的资源治理密切相关。

根据西方治理和管理学家提出治理的概念，治理所拥有的管理机制主要不依靠政府的权威，其权利向度是多元的、相互的，而不是单一的和自上而下的，他们主张用治理替代统治的直接原因是：在社会资源的配置中既看到了市场的失效，也看到了国家的失效。

---

① 世界卫生组织（WHO）：《全球视角下中国医药卫生体制改革监测与评价综合框架》，2009 年。

② 王峰：《全球视野下的医改周期与规律》，《健康报》2012 年 10 月 18 日。

③ ［英］罗伯特·罗茨：《新的治理》，载俞可平主编《治理与善治》，社会科学文献出版社 2000 年版，第 87—96 页。

市场在限制垄断、提供公共品、约束个人的极端自私行为、克服生产的无政府状态等方面存在内在局限，单纯的市场手段无法实现社会资源的最佳配置，同样，仅依靠国家的计划和命令，也无法达到资源配置最优化，并最终不能促进和保障公民的政治利益和经济利益，因此治理机制可用于应对市场和国家协调的失败。[①]

治理虽然可以弥补上述不足，但也不是万能的，因为也存在治理失效的可能。关于如何克服治理自身的失效，不少学者提出"元治理""健全的治理""善治"等对策，其中"善治"理论影响力最大。[②]

"善治"是进入 21 世纪后政治学和公共管理最重要的研究范畴之一，善治有三个来源：一是中国传统的政治语汇，与善政无本质区别，意指好的政府和好的治理手段；二是西方世界的治理理论以及对"Good Governance"的理解；三是俞可平教授归纳总结的"公共利益最大化的管理过程"为"善治"，而不是政府利益或某个集团利益最大化。[③]"公共利益最大化"包括两层含义：公共产品供给与需求的一般均衡，分配过程中的稳定与均衡—分配正义的实现。在满足最优公共产品供给水平和社会的公正分配基础之上，实现善治需要四个条件：①政治上的竞争和退出的压力；②公民偏好的表达和选择权；③第三方社会契约的约束，主要是来源于政府外部的法律监督约束；④信息透明下的分配正义。[④] 俞可平随后提出十个善治的基本要素：①合法性；②法治；③透明性；④责任性；⑤回应；⑥有效性；⑦参与；⑧稳定性；⑨廉洁；⑩公正。[⑤]

---

① 杰索普：《治理的兴起机器失败的风险：以经济发展为例的论述》，《国际社会科学》（中文版）1999 年第 11 卷第 1 期。

② 俞可平：《治理和善治：一种新的政治分析框架》，《南京社会科学》2001 年第 9 期。

③ 俞可平：《善治与幸福》，《马克思主义与现实》2011 年第 2 期。

④ 何哲：《"善治"概念的核心要素分析——一种经济方法的比较观点》，《理论与改革》2011 年第 5 期。

⑤ 俞可平：《全球治理引论》，《马克思主义与现实》2002 年第 1 期。

在现实生活中，实现公共产品均衡的主要困难是公共产品并不
是单一的产品，而是国防、卫生、教育、公共交通等大量产品形成
的供给集合。在需求方面，不同的个体也有不同的行为偏好，因
此，"善治"在公共产品的一般均衡意义下，表现为各种公共产品
恰好满足各种偏好群体的需求，而在卫生领域内部，相对于各种卫
生项目的竞争也是如此，比如较大的领域包括医疗和预防、城市卫
生和农村卫生、妇幼卫生保健和老年卫生保健等。

二　卫生资源优先次序配置治理研究

（一）卫生资源优先次序配置治理理论检视

穆雷和弗伦克（2000）明确列出治理（Stewardship）是优先次
序配置的主要功能之一，与之相关的其他功能还有监管、宣传、保
护消费者权益、绩效评估和卫生系统的顶层设计。[①] 管理是由世界
卫生组织和众多学者所确定的，是任何卫生系统的管理人员的核心
职责之一。公共管理理论（Public Stewardship）强调集体主义和社
会对官员的信任源自其有效并合乎道德地为公众利益服务。"管
理"[②]在《2000 年世界卫生报告》中被世界卫生组织定义为一个政
府对人民群众的福利尽责、关注公民的信任及公民审视其活动的合
法性的一种职能。管理系指通过影响政策，发挥所有社会成员的价
值，以及提供卫生保健系统的愿景和方向。当政府官员成为好的管
理者，市民才会认定他们的行动是合法的（Legitimate），而且他们
相信政府官员将采取的行动有利于他们所管理的社区并会有效进行
资源分配。[③] 这里确立了政策执行者的核心价值，以及对管理者善

---

① Murray C., Frenk J., "A Framework for Assessing the Performance of Health Systems", *Bulletin of the World Health Organization*, Vol. 78, No. 6, 2000, pp. 717 – 731.

② "Stewardship" 较早见于世界卫生组织《2000 年世界卫生报告》，其中第 136 页原文引述如下："Stewardship broadly as the... careful and responsible management of the well-being of the population' under the guise of good government"（WHO, 2000, p. 136）（在善治背景下 "谨慎和负责任地管理人群的福祉"）。

③ Travis P., Egger D., Davies P. et al., *Towards Better Stewardship: Concepts and Critical Issues*, World Health Organization: Geneva, 2002.

政的期待。

国外部分学者聚焦于卫生资源宏观配置管理政策的研究，有学者提出诸多政策本身存在优先级设计[①]，这是从资源项目选择排序本身上升到了宏观管理方面的优先抉择。也有人认为至少应在国家宏观层面开展优先次序配置，成本收益方法的实用性是比较局限的，优先次序配置应被理解为一个系统化过程，用备选方案的内在联系和诱因来观测结果而非事前（经济学方面）计算可能会更妥帖。

优先次序配置的运行现实障碍，往往使决策者实际操作偏离既定决策想法，尤其当这些决策仅仅是根据简单的效率—公平最大化原则制定出来时。一些现实障碍可以从优先次序配置的政治经济学、制度约束，以及优先次序配置与医疗卫生服务经费筹措的联系三个方面认识，一系列优先次序配置的政治经济学模型可能有助于解决这个问题，包括多数决投票模型、主要利益集团模型、官僚主义模型、寻租模型，以及一些分析方法，包括增量决策、项目预算和边际分析、强健性分析等。[②] 权力的差别可能会对决策公平产生严重障碍，应优化有效参与机会，重视"赋权"。[③] 优先次序配置是一个富含价值的政治过程，在发展中国家的优先次序配置充满了不确定性，因为缺乏可靠的信息，优先次序配置机构低效，以及优先次序配置过程不明确。可用信息和工具的完善不足以应对这样的挑战，在发展中国家提高优先次序配置策略应包括：熟悉当地的优先次序配置实践，提高决策实施机构的合法性和能力，以及建立优先

① Laura Reichenbach, "The Politics of Priority Setting for Reproductive Health: Breast and Cervical Cancer in Ghana", *Reproductive Health Matters*, Vol. 10, No. 20, 2002, pp. 47 – 58.

② Katharina Hauck, Peter C. Smith, Maria Goddard, *The Economics of Priority Setting for Health Care: A Literature Review*, HNP Discussion Paper, 2003.

③ Gibson J. L. , Martin D. K. , Singer P. A. ,"Priority Setting in Hospitals: Fairness, Inclusiveness, and the Problem of Institutional Power Differences", *Soc Sci Med*, Vol. 61, No. 11, 2005, pp. 2355 – 2362.

次序配置的公平过程。① 我国政府决策者往往缺乏对以上关键要素的清晰认知和思考。

（二）卫生资源优先次序配置的理论争鸣及多元路径分析

很多学科支撑实际的优先次序配置工作，每个学科视角反映出对于成功优先次序配置及其过程的认知，表3－1展示了优先次序配置特定学科路径及其核心价值。

表3－1　　　　　优先次序配置特定学科路径及其核心价值

学科	核心价值（Key Value）
卫生经济学	效率和公平
政治学（行政）	民主
法学	合理性（Reasonableness）
哲学	公正
循证医学	有效性

资料来源：Sibbald，Singer，Upshur & Martin（2009）。

卫生经济学路径。因为西方国家费用的高速上涨，成本效率分析成为"显学"。有效率和物有所值被重视，人群健康理应选择成本效益最高的干预措施被广为认可。早在1990年，世界银行研发疾病负担分析，通过伤残率和死亡率找出一个国家重要疾病，它被认为是优先次序配置的重要助力。② 但一些发展中国家研究发现决策者认为WHO - CHOICE太不透明，需要一些难以获得的专家意见，并和当地价值观有冲突，③ 更有人认为疾病负担分析可能会引导不公平和无效率的资源利用。④ 1993年世界银行提出WHO - choice，

① Kapiriri L.，Matin D.，"A Stragety to Improve Priority Setting in Developing Countries"，*Health Care Anal*，Vol. 15，No. 3，2007，pp. 159 - 167.

② Murray C. J. L.，Lopez A. D.，eds.，*The Global Burden of Disease*，Cambridge：Harvard University Press，1996，pp. 1 - 5.

③ Kapiriri L.，Bondy S. J.，"Health Practitioners and Health Planners Information Needs and Seeking Behavior for Decision Making in Uganda"，*International Journal of Medical Informatics*，Vol. 75，No. 10 - 11，pp. 714 - 721.

④ Mooney G.，Wiseman V.，"Burden of Disease and Priority Setting"，*Health Economics*，Vol. 9，No. 5，2000，pp. 369 - 372.

以帮助筛选优先项目，但此方法的弊端是没有充分考虑优先次序配置决策更广泛的情境因素及其本质，政治家、卫生人员、地方民众可能更重视效率外的其他因素，因它可使决策者干预一些最重要的疾病领域。在资源治理过程中也开发了很多实用的方法，比如确立公共支出目标的渐进式方法是围绕有限资源投向靶点、取得最好效果而设计的。关于公共财政优先资助的判断方法见图 3 - 1。

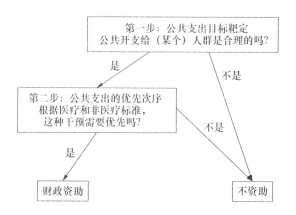

图 3 - 1　确立公共支出目标的渐进式方法（Step - wise Approach）

　　政治学路径。主要讨论政治力量交互产出的"协商"政策，成功的优先次序配置是一个政治过程，包含不同团体的多元讨价还价，鉴于变化的压力，修正改变政治见解，成功的优先次序配置应更强调决策过程和结构过程是提倡合乎逻辑的、广而告之的、公开的辩论，吸纳不同意见，囊括多元价值。[1] 优先次序配置是一个决策制定形式，卫生政策将最终影响实践前沿和优先次序配置决定。[2]
　　法律路径。在一些国家，法律设定了医学道德实践的最低标准，

　　① Klein, R. "Dimensions of Rationing: Who Should do What?" *British Medical Journal*, Vol. 307, No. 6899, 1993, pp. 309 - 311.
　　② Berry S. R., Hubay S., Soibelman H. et al., "The Effect of Priority Setting Decisions for New Cancer Drugs on Medical Oncologists' Practice in Ontario: A Qualitative Study", *BMC Health Service Research*, Vol. 7, No. 1, 2007, p. 193.

法律界定医生对病人的责任以及合理标准的治理，同样，社区和医疗机构也应为社群最佳利益服务，以立法为相关政策领域设立"最低标准"。

哲学路径。在有限资源的公正分配中，关于公正并无统一解释，不同哲学思想观点支持资源分配的不同原则，比如平等主义强调公平机会，自由主义强调个人选择（自主、解放），以及资源分配决策制定过程。①

循证医学。主要是从系统学的观念找寻最佳的治疗方案，但缺陷是该门学科没有充分考虑情境因素和不同价值观也是实现成功的优先次序配置的重要因素。

三　卫生资源配置及其治理的政策变迁

在医疗卫生领域，计划经济时代追求的是人人都能享受低水平的医疗卫生服务，城镇的公费医疗、劳保医疗制度以及"赤脚医生"制度曾被国际社会赞誉，成为我国城乡居民健康保护的"安全网"。随着人民公社的瓦解，农村医保三级体系也迅速瓦解，近年来看病难、看病贵成为社会首要关注的问题之一，政府加大投入并修复重构全民医保体系，取得长足进步。1981 年我国人均期望寿命为 67.9 岁，第六次全国人口普查测算 2010 年我国人均期望寿命为 74.8 岁，2015 年我国人均期望寿命为 76.6 岁。城乡居民基本医保水平稳步提高：参保率超过 95%，人均筹资达 500 元，政策内住院费用报销达 70%。

20 世纪 80 年代中期开始的医疗卫生改革为了克服计划经济时期的"平均主义"，受经济体制改革中"效率优先，兼顾公平"方针的影响，出现了只顾医疗卫生机构的效率而很少顾及城乡居民卫生服务的利用公平性的现象。城市的公费医疗和劳保曾在过去覆盖了超过一半的人口，提供全额或部分医疗保险，这些保险功能的组

---

① Englehardt H. T., *The Foundations of Bioethics*, Oxford：Oxford University Press（Second Edition ed.），1996，pp. 1–5.

织弱化在追求经济高速增长的 90 年代已到了危险的边缘。中国城镇中没有任何健康保健的人口比例已从 1993 年的 27.3% 上升到 1998 年的 44.1%。到 20 世纪末，人们个人自费医疗的比例已占总卫生费用的 60%。这个危机激发了政府采取措施扭转形势，城镇职工基本医疗保险制度于 1998 年出台。由于医疗卫生服务利用中的不公平现象越来越严重，政府放松了对卫生部门的监管，导致越来越多的中国家庭面临着灾难性的医疗卫生费用的压力。而"以药养医"，开大处方、重复检查、小病大治等成为卫生系统的共同手法，导致效率下降、公平下降同时发生并相互影响，"螺旋向下"。

我国政府在改革前期在卫生事业应由政府主导还是市场主导方面认识模糊不清，而于 20 世纪八九十年代退出了主导地位。21 世纪开始，政府又重新主导卫生事业，明确了办医的公益性定位。1998 年国务院发布《关于建立城镇职工基本医疗保险制度的决定》（国发〔1998〕44 号）；2002 年《中共中央、国务院关于进一步加强农村卫生工作的决定》明确指出，要"逐步建立以大病统筹为主的新型农村合作医疗制度"，确立了面向城镇职工的基本医疗保险和面向农村人群的新农合两大制度。为继续加强覆盖城市脆弱人群的保险制度，2007 年发布《国务院关于开展城镇居民基本医疗保险试点的指导意见》（国发〔2007〕20 号）；2009 年《中共中央国务院关于深化医疗卫生体制改革的意见》颁布，加速对公共卫生服务体系、医疗服务体系、医疗保障体系和药品供应保障体系四大体系进行改革，实现为全民范围提供基本医疗、基础公共卫生服务；2012 年 8 月多部委联合公布《关于开展城乡居民大病保险工作的指导意见》，要求报销比例不低于 50%，切实解决百姓看病贵、看病难的问题。目前各省正在整合覆盖城乡居民"一体化"管理的基本医疗保障。城镇职工基本医疗保险、城镇居民基本医疗保险、新型农村合作医疗分别覆盖城镇就业人口、城镇非就业人口、农村人口，有望实现受益程度趋同。2015 年《关于进一步完善医疗救助制度全面开展重特大疾病医疗救助工作的意见》发布，大病保险试点迅速展开，将覆盖所有城镇居民医保和新农合参保人群，在基本医疗保险之外进行费用再报销 50% 以上，着力减轻弱势群体和家庭的疾病经济负担，避免其成为家庭灾难性支出；疾病应急救助制度全面建立，有效帮助需要急救、无力支付费用的患者；医疗救助制度进一步完善，商业健康保险蓬勃发展，满足群众多层次的医疗保障需求。

然而，对一个全国性的卫生制度而言，要进行自上而下的改革至少面临三方面的问题。首先，我们希望通过改革在某个方面达到某种效果和目标，不管它最终是否实现，改革本身也会产生不可预料的后果。其次，对复杂的卫生制度进行改革，可能导致制度内的从业人员的异化。因为构建一个全国性的改革计划不可能在所有方面都符合每个不同群体的利益。为了照顾到国家改革计划的整体性，卫生从业人员不得不按照改革的目标来工作，这种工作并非是所有人都认同的，有些人可能认为它根本就是错误的。所以在中国医改情景中，公立医院改革成为新医改五项任务中最难以推动的项目。最后，如果改革没有达到既定目标，那就意味着它失败了。改革的失败将要求继续下一轮的改革，以革除上一轮改革的后遗症。[1]

卫生资源配置走向平衡有赖于一个以政府治理改革为基础的综合性改革，随着经济社会转型以及卫生制度的变迁，政府试图改善卫生资源配置的不均衡发展。2009 年颁布的《医改方案》明确"优化、整合配置现有卫生医疗资源，新增卫生资源要符合区域卫生规划，资源投入向弱势群体倾斜"。尽管改革已取得一定成效，但总体而言政府仍面临治理困境，包括利用双向转诊实施卫生规划改变资源"倒挂"现象效果不明显。刘继同认为，医改困境的成因中缺乏宏观战略规划思考、缺乏整体系统改革设计、缺乏科学合理政府职能角色定位等，是最重要的宏观性、结构性与体制性成因。[2]

---

[1]　R. Sennett, *The Craftsman*, London: Allen Lane, 2008, p. 50.

[2]　刘继同：《卫生改革"困境成因"的系统结构分析与宏观战略思考》，《中国卫生经济》2005 年第 11 期。

郝模认为，医改实现目标的途径和条件不明确，存在各部门各行其是，各取所需的现象。[①]

卫生资源分配既有路径依赖，也包含既定利益的特征，历史资源配置方式已无法适应当下和未来发展需求，而医疗改革进程中卫生资源治理的地方配套政策仍然处于探索阶段，政府打破现有资源格局的革新性动力和能力不足，这导致地方政府资源治理配置偏向路径依赖，政府治理存在权责范围不清，缺乏实现区域卫生规划理念的创新资源管理路径。目前也缺乏"显性"标准和公平程序去协调卫生资源关联主体间的利益诉求，未全面考虑包括医、患、药、保之间，中央与地方行政主体之间，公私防治机构之间的多主体利益关系协调，这些都是阻碍政府资源治理的重要因素。

四 中国卫生资源优先次序配置的多元治理手段

在《深化医药卫生体制改革规划暨实施方案（2012—2015）》《十二五卫生规划》和《健康中国2020》的战略目标下，我国继续确立公平、优质、有效、费用控制作为新一轮卫生改革发展的目标。战略的执行需要有效的管理策略和治理工具为依托，否则会陷入"参照上一年"模式并通过公共权威的单一手段去进行卫生资源配置，无革新的分配方式并不能很好地推进上述卫生改革战略目标的实现。以下将着重讨论经济、行政、法律这三种治理手段。

（一）卫生资源优先次序配置治理的经济手段

卫生总费用研究是观察公共财政和卫生财政体制建设，以及医改总体方案的最佳视角之一，其研究的核心是谁应该为医疗卫生服务付费、付多少和如何付费。经费是治理活动的前提保障，相较于个体医疗的准公共品属性，公共卫生是需要政府财政全力支持的公共产品，政府的经济投入和重视程度直接影响着该领域的发展。过去较长一段时间，医患双方缺乏有效的双向制约机制，医疗费用增

---

① 白鸽、李丹、孙梅：《医改何去何从——政策研究者郝模教授纵论医改访谈录》，《中国卫生资源》2009年第12卷第5期。

长过快，浪费严重①，而政府医药卫生投入不足、投入结构不合理，也导致我国医药卫生服务公平性与可及性差②。近 30 年来，政府投入实际是一个从逐步退出到重新参与的过程（见图 3 - 2）。

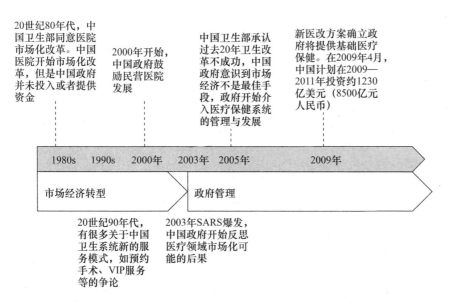

图 3 - 2 近 30 年医改政府和市场力量变化

根据财政部网站公布的 2009—2012 年中央和地方预算执行情况，3 年医改新增投入将达 11342 亿元，超出计划三成。根据近 6 年统计年鉴测算，2009—2014 年，全国财政医疗卫生累计支出 4 万亿元，其中中央财政累计支出 1.2 万亿元。"十二五"时期，政府投入比重较大的是基层医疗机构的基础设施建设，如乡镇卫生院标准化建设等，以及医保领域，如对居民基本医保补贴等。国务院发布的《"十三五"深化医药卫生体制改革规划》中回顾了"十二

① 戚畅：《体制转型中的我国医疗保险制度》，《中国卫生经济》2006 年第 25 卷第 1 期，第 45 页。
② 耿瑛、裴丽昆、David Legge：《增加政府投入提高医药卫生服务的公平性和可及性》，《中国卫生经济》2009 年第 28 卷第 3 期。

五"取得的成绩:"2015 年居民人均预期寿命比 2010 年提高了
1.51 岁,个人卫生支出占卫生总费用比重由 35.29% 下降到
29.27%,80% 以上的居民 15 分钟内能够到达最近的医疗点,人民
健康水平总体上优于中高收入国家平均水平。新医改时期,卫生资
源投入加大,也使得医疗机构和卫生人力资源取得了长足进步。"
该规划同时也提到所面临的挑战:"我国卫生资源总量不足、分布
不均衡、供给主体相对单一、基层服务能力薄弱等问题仍比较突
出。"公立医院改革、分级诊疗、全民医保等将继续成为"十三五"
的重点改革领域。

(二) 卫生资源优先次序配置治理的行政手段

1. 治理管理的优先领域顶层设计

以下将从宏观资源配置方面进行探讨,主要分析近年来卫生系
统顶层设计所设定的政策愿景、实施计划和重点任务 (见表 3 - 2、
表 3 - 3)。

表 3 - 2　　　　　　卫生领域的重大战略规划及发展目标

卫生领域的重大战略规划	具体发展目标
"十二五" 卫生规划	发展目标:到 2015 年,初步建立覆盖城乡居民的基本医疗卫生制度,使全体居民人人享有基本医疗保障,人人享有基本公共卫生服务,医疗卫生服务可及性、服务质量、服务效率和群众满意度显著提高,个人就医费用负担明显减轻,地区间卫生资源配置和人群间健康状况差异不断缩小,基本实现全体人民病有所医,人均预期寿命在 2010 年基础上提高 1 岁
"十三五" 卫生与健康规划	发展目标:到 2020 年,覆盖城乡居民的基本医疗卫生制度基本建立,实现人人享有基本医疗卫生服务,人均预期寿命在 2015 年基础上提高 1 岁。同时,提出了 5 个方面的具体目标,即制度体系更加成熟定型、健康服务体系持续完善、疾病预防控制成效显著、健康服务模式实现转变、适度生育水平得到保持 围绕 "十三五" 时期发展目标,从健康水平、疾病防控、妇幼健康、医疗服务、计划生育、医疗卫生服务体系、医疗卫生保障 7 个方面提出了 25 项主要发展指标

续表

卫生领域的重大战略规划	具体发展目标
健康中国	《中共中央关于制定国民经济和社会发展第十三个五年规划的建议》提出：深化医药卫生体制改革，实行医疗、医保、医药联动，推进医药分开，实行分级诊疗，建立覆盖城乡的基本医疗卫生制度和现代医院管理制度。坚持中西医并重，促进中医药、民族医药发展。倡导健康生活方式，加强心理健康服务。实施食品安全战略。促进人口均衡发展。保障老年人、妇女和未成年人权益。支持残疾人事业发展，健全扶残助残服务体系
"健康中国2030"规划纲要	为今后15年推进健康中国建设的宏伟蓝图和行动纲领，要坚持以人民为中心的发展思想，牢固树立和贯彻落实创新、协调、绿色、开放、共享的发展理念，坚持正确的卫生与健康工作方针，坚持健康优先、改革创新、科学发展、公平公正的原则，以提高人民健康水平为核心，以体制机制改革创新为动力，从广泛的健康影响因素入手，以普及健康生活、优化健康服务、完善健康保障、建设健康环境、发展健康产业为重点，把健康融入所有政策，全方位、全周期保障人民健康，大幅提高健康水平，显著改善健康公平

表3-3　　　　分阶段卫生改革重点任务

近期分阶段卫生改革重点任务	五项重点改革任务
医药卫生体制改革近期重点实施方案（2009—2011年）	加快推进基本医疗保障制度建设 初步建立国家基本药物制度 健全基层医疗卫生服务体系 促进基本公共卫生服务逐步均等化 推进公立医院改革试点
深化医药卫生体制改革规划暨实施方案（2012—2015年）	加快健全全民医保体系 巩固完善基本药物制度和基层医疗卫生机构运行新机制 积极推进公立医院改革 统筹推进相关领域改革 建立强有力的实施保障机制

续表

近期分阶段卫生改革重点任务	五项重点改革任务
全国医疗卫生服务体系规划纲要（2015—2020年）	设立2020年卫生资源发展各项指标值
"十三五"卫生与健康规划	一是以基层首诊为导向，在居民自愿前提下大力推广家庭医生签约服务
	二是公立医院综合改革，建立纵向医联体、医共体，控制医疗费用不合理增长，调动医务人员积极性
	三是健全基本医保稳定可持续筹资和报销比例调整机制，全面推行按病种付费为主、多种付费方式结合的医保支付方式改革
	四是健全药品供应保障体系，扶持低价药、"孤儿药"、儿童用药等生产
	五是创新综合监管，放宽社会力量举办医疗机构准入要求，加强监管
"十三五"深化医药卫生体制改革规划	建立科学合理的分级诊疗制度
	建立科学有效的现代医院管理制度
	建立高效运行的全民医疗保障制度
	建立规范有序的药品供应保障制度
	建立严格规范的综合监管制度

近两年出台了越来越多的医药卫生领域的规划，参与部门越来越多且国际化，除了国务院、卫生部，2016年11月，国家发改委发布《全民健康保障工程建设规划》对政府资源优先重点投入进行说明。又如2016年7月，世界银行、世界卫生组织和中国财政部、国家卫生计生委、人力资源和社会保障部历时两年的医改联合研究，发布题为《深化中国医药卫生体制改革，建设基于价值的优质服务提供体系》的研究报告。通过近10年的卫生规划内容可以发现，强调政府综合治理、推动供给侧改革、多方联动改革逐渐成为热点，一些近年来呼声较高的如医药费用、"孤儿药"等问题被列入重点改革任务，改革机制在不断修复，健康政策融入所有政策逐渐凸

显，包括食品安全、健康生活方式倡导等，成为全社会系统性工程。

2. 卫生资源优先次序配置治理的行政路径创新①

自 2009 年 3 月《神木县全民免费医疗实施办法（试行）》颁布实施，陕西省神木县进入了让全国羡慕的免费医疗改革阶段。"神木医疗模式"顺应了新医改方案加大政府投入的政策导向，本着使当地居民能看得起病、看得好病的宗旨改革医保体制。改革近一年来，患病居民费用负担远低于国家平均水平，其他各定点医院增收、乡镇卫生院的住院人数大幅提高②，改变了农村基层医疗机构门庭冷落，无法支撑的萧条局面。有学者通过神木改革总结出县域医疗制度改革应坚持稳步推进基本医疗保险制度改革并加快建设基层医疗服务体系的基本方略③。该模式也存在潜在影响可持续发展的问题，从"道德风险"角度考虑，患方可能会"过度医疗"，医方也有可能因为绩效考核、人情关系等因素驱使，选择病人进行治疗。类似可能影响卫生服务利用资源的障碍因素，将导致虽然卫生资源投入丰富，但卫生服务总体利用率反而低下的结果。

"惠民医疗行动"是重庆长龙集团 2006 年 3 月发起的，其将药品生产企业、药品流通企业、医院整合为医药服务联盟，为会员制患者提供优质低廉的医疗服务。该体系现已有重庆 8 家公立医院、全国 1900 多家药厂和 30 多万会员参与，运行三年间降低医药费用近 2 亿元，有效控制大检查、大处方。该模式也存在一些可能制约其长远发展的因素，包括互助医疗模式的天然脆弱性、不透明的封闭管理体系、保险精算人才缺乏等。

对两种模式的运行状况，运用 SWOT 和 PEST 分析（见表 3 - 4、表 3 - 5）。

---

① 峗怡、贺加：《新医改时期我国地方医改两种模式的对比研究》，《中国卫生经济》2010 年第 29 卷第 7 期。

② 杨彦：《神木医改半年百姓实惠多少?》，《人民日报》2009 年 11 月 2 日第 12 版。

③ 王海荣、林枫、周绿林：《透过神木"免费医疗"看当前县域医改方略》，《中国卫生经济》2009 年第 28 卷第 10 期。

表 3 - 4 两种模式的 SWOT 分析

SWOT 分析	神木医疗模式	惠民医疗模式
优势	个人支付比远低于国家水平 激活基层定点医疗机构 提供决策与政策制定的实证依据	参与各方共赢,缓解政府的公共服务压力 有效控制医药总费用和个人支出 医疗服务覆盖面更广
劣势	过度医疗(道德风险等因素) 医方的选择性治疗、腐败	保监不分,封闭式管理体系 抵御大型突发状况能力弱
机遇	改善医疗服务的补偿机制 提升医疗服务体系的运作效能	放活民间资本参与医改,补充医保体系 非公医疗机构、小中型医药产业迅速发展
挑战	防止"道德风险" 探索成效比高的稽核方式 建立更有效的医药费用控制机制	医药联盟构建"保监分立"机制 需要遏制"撇奶油"的商业趋势 如何融入主流的医疗、医保服务体系

表 3 - 5 两种模式的 PEST 分析

PEST 分析	神木医疗模式	惠民医疗模式
政治	政府积极支持,相关法律文件保障 居民对医改强烈支持,担心政策有变	尚未有相关政策法律,政府态度不明, 会员积极参与,受到利益集团的阻力
经济	县经济状况较好,财政补贴充沛 医药费用负担由个人向社会转移	医疗服务采取"薄利多销"营销战略 病患会员互助共济模式
社会	高度认可,当地百姓担心政策有变 担心可持续发展问题	支持民间力量作为补充 担心商业化、非公益化发展趋势
技术	改革医保体系,控制医疗费用 创新监督稽核方式	改革民营资本参与医保体系的机制,加强医药联盟管理、保险精算等专业能力

　　两种模式在医疗改革的理念、目标上基本一致,通过优化整合医疗供给体系的效能,在提高医药服务水平的同时降低医药费用,都对医疗经济和社会效益起到了正向的推动作用,两种模式在组织形式、受惠人群、改革力度等效果方面也各有特色(见表 3 - 6)。

表 3 – 6　　　　　　　　　两种治理模式效果比较

不同层面效果评估	神木医疗模式	惠民医疗模式
改革组织者的性质对实施的影响	容易推广并迅速实施	影响范围有限，推广阻力较大
医疗服务的受益人群	已参保人群	医保"盲区"
创新活度	体制框架内的调整	市场运行规则，活度更强
费用控制路径	医保、公共财政负担	薄利多销
治理监督力度	严格控制骗保行为	内部自律监督，缺少外部监督

（三）卫生资源优先次序配置治理的法律手段①

政府的行政管制对保障公众健康是必需的，但是政府管制无法完全替代市场调控，比如当政府行为不能实现资源的最佳配置时，就会产生寻租、交易成本、利益集团俘房政府等现象，若缺少法律手段，容易导致政府和市场双重失灵的局面。有法律法规为依归，可以为政策的实施、执法和改革后的评估提供良好的调控与保障。立法和执法对于我国医疗改革发展进程尤为重要，正如美国法学家斯科特·伯里斯（Scott Burris）所言：法律和法律的实施直接影响人民的健康。在可供选择的诸多政策执行手段中，法律手段无疑是最为简捷和有效的手段。

因为长期缺乏对于基本问题的统一立法，未能明确包括卫生改革的政策、合理利用和配置卫生资源等问题，医改曾面临公益性质随着市场调整而淡化模糊的困境，特别是在医疗资源配置方面随意任市场自由调节，出现了三级医疗机构、双向转诊运行不畅，医药商业贿赂等现象也成为社会性顽疾。这些都偏离了医改为全体公民的健康福祉而改革的方向，背离了 WHO 的"人人享有卫生保健"的宗旨，也远离了 2020 年实现"人人享有基本医疗卫生服务"的奋斗目标。

2009 年《中共中央、国务院关于深化医药卫生体制改革的意

---

① 嵪怡、贺加：《国外医疗基本立法特色内容对中国医改的启示》，《中国社会医学杂志》2013 年第 30 卷第 1 期。

见》出台，对改革进行纲领性定位，明确要"加快推进基本医疗卫生立法"，然而，综观我国卫生法律体系，关于健康权利、义务和责任的立法分散于各个卫生单行法中，缺乏系统性，甚至相互之间存在冲突，地方卫生立法也不容乐观。一项实证研究发现，我国 31 个省 1997—2006 年 10 年间的卫生法规、自治条例、卫生规章普遍存在交叉重复、缺乏地方特色等七个方面的问题[1]。国内学者主要从卫生基本立法的重要性和如何建构两方面展开讨论，但普遍缺乏针对改革背景下卫生法律关系变化的法理、法治程序、执法措施等前瞻性研究，与医改理念不相适应、不相符合的法律法规也未及时清理或整合。目前我国卫生领域基本立法正在加紧制定中。

无论国家的经济结构与发展状况如何，以卫生基本立法为基础的执行监督体系都能保障医改的顺利推行。笔者总结了一些国家可供借鉴的基本立法特色内容，这些国家的基本立法涵盖卫生筹资、服务、保险、人才培养等的程序设计与规划，筹资模式、管理机制、支付方式、医保设计是立法重点，发达国家偏重对医疗资源配置，供方平等地位，医、保、药法律责任进行规划，发展中国家着重在医疗资源、基本服务和救助方面加强管理（见表 3-7）。

表 3-7　　　　部分国家医改基本法的特色内容

国家的基本法律	特色内容
澳大利亚 1984 年《全民医疗保险法》[2]	医药分业管理；全民医保与私人医疗保险相结合；公立与私立医疗机构并重；允许和鼓励医疗服务行业外商投资
英国 1946 年《国民健康服务法》、2012 年新医改《卫生与社会保健法案》[3]	政府财政负担，私营补充，社区—医院两级体系，预防纳入医保，成立全科医生（GP）联盟，引入竞争机制，管办分离，建立新 NHS 委员会加强监督

① 石东风、于连芳：《地方卫生立法中存在问题刍议》，《中国卫生法制》2007 年第 13 期。

② 姚建红：《澳大利亚的医疗保险制度》，《中国卫生经济》2006 年第 25 卷第 6 期。

③ 蔡江南：《美英两国医改新进展及对中国医改的启示》，《中国卫生政策研究》2011 年第 4 卷第 3 期。

续表

国家的基本法律	特色内容
美国 2010 年新医改法案（ACA）[1]	责任分担（加强企业、医保系统责任，减轻医师风险责任）；强制医保计划，加强儿童、低收入医疗救助，扩展公共医疗的覆盖；收费模式由服务收费转向奖励效率和成本控制；医疗电子化系统；提高医疗质量的系列措施
日本 2000 年《医疗法》、2006 年修改的《国民健康保险法》[2]	公开透明的医疗信用体系；新型老年人医疗保险制度；功能型与疗养型病院分类管理制度；严格按照卫生计划优化医疗服务资源；重视医务人才培养利用
泰国 2002 年的《国家健康保障法》[3]	强制性的社会保险"30 铢计划"；公私并存卫生服务的提供者；医疗救助按人头付费
墨西哥 2003 年的《卫生基本法》[4]	国家风险救助负担机制；通过国民医疗保险（PHI）提高筹资公平性；"健康的民主化"重点为贫困人群；提供全面医保的可持续筹资体系；国家层面的风险基金承担三级医疗服务包；新法律框架引领需求驱动的筹资模式

以上各国医疗基本立法对中国的启示主要体现在以下四个方面：

一是应当涵盖健康基本问题。虽然各国人群的健康状况、享受卫生保健的机会以及费用支付比存在很大差异，但上述立法都围绕本国健康相关的权利、义务和医疗系统运行的基本问题进行规划，如医疗系统运行方面，卫生体制截然不同的英、美两国立法，围绕政府和市场的协同作用而有相趋近的变化，这些卫生政策的前沿趋势可为我国提供参考。中国的立法应对卫生筹资与分配、医疗保

① 李玲：《美国医改对我国医改的启示》，《中国卫生政策研究》2010 年第 2 卷第 5 期。

② 罗元文、王慧：《日本医疗保险制度经验对中国的启示》，《日本研究》2009 年第 4 期。

③ 顾昕：《泰国的医疗救助制度及其对我国的启示》，《中国行政管理》2006 年第 7 期。

④ 费里西亚·玛丽亚·纳乌勒、埃克多尔·阿雷奥拉·奥尔内拉斯、奥斯卡·门德斯－卡尔尼阿多等：《墨西哥的全民医疗保险改革》，《经济社会体制比较》2009 年第 4 期。

险、医药监管、人才培养等基本问题进行确权，发挥引领政策的实施和监控其发展趋势的作用。

二是立法需优先考虑医疗供需方的平衡问题。澳大利亚基本立法规定医药分业，美国新医改法案设计多方风险责任分担机制，基本立法普遍对各利益方的势能予以关切，中国医疗供需双方的权利义务责任需要被优先关注。医疗供方主要影响公共监管层次的元政策以及法律架构的价值和利益导向，也影响生产销售、行业资格准入，服务体系递送①。对供方应合法规制与合理激励并举。对需方而言，公平享受卫生保健机会，特别是满足弱势群体的需求是医改的重点和趋势，救助制度也是美国、泰国、墨西哥等国基本立法的重要内容。

三是立法应体现对卫生管理"技"的管控。美国医改法案的重要变化是付费模式转变和电子化趋势，墨西哥以基本法引领需求驱动的筹资模式改革，英国医改草案引入竞争机制、开展组织流程改造，这些都是通过管理技术改革的范例，但盲目追求技术革新可能会适得其反。以美国"管理式医疗"（Managed Care）为例，因保险机构过于严苛僵硬的核保方式，医患双方自主权、正常诊疗意愿在很大程度上受到干扰。美国的医学伦理学、法学界对此进行了抨击，如Stephen认为管理式医疗在道义上的合法性最终取决于医疗的基本原则的实践程度（例如忠诚、保密、知情同意），这些对于讲求效率的管理式医疗来说是潜在而必备的基础②，最终美医改法案做出了调整。管理技术革新要在"道"的根基上推行，基本立法应能实现正确指引功能。

四是立法打破医药卫生制度歧视，加强对私立医疗的扶持与监督。现有法律法规基于政府包办基本医疗保险的根深蒂固观念，也缺乏社会资本参与医改的激励机制。这与新医改宏观政策中"国家

① 丁学良：《国际视野下的中国医改》，《财经文摘》2009年第9卷第6期。
② Green S. A., "Is Managed Care Ethical?", *General Hospital Psychiatry*, Vol. 21, No. 4, 1999, p. 258.

鼓励社会资本依法兴办非营利性医疗机构""形成公立医院与非公立医院相互促进共同发展的格局"的改革发展目标不符。从医疗资本的战略规划而言,我国也必将形成多元资本形态的医疗组织格局。为适应卫生领域新形势的发展,迫切需要贯彻"公私合作伙伴关系"(Public – private Partnerships)的理念,通过立法改变公共部门始终处于强势地位的局面①,打破在制度设计方面对非公机构的忽视,通过立法对社会资本参与医改的地位、组织流程、筹资管理、卫生服务指导、保险监督与规制等做出明确规定。

第二节 卫生资源优先重点人群的资源治理

观察国际趋势和我国卫生资源投向,针对一些特定人群需要重点优先资助的情况,卫生资源优先次序配置所涉及的重点人群的资源治理的好坏,直接影响着资源配置实质公平的实现程序,着重选取老年人群、贫困人口、危急重病人群以及妇幼人群进行重点阐述。

一 老年人群作为优先人群的卫生资源治理

中国老龄化态势下老年健康问题具有战略重要性与紧迫性,在新医改的实施过程中,卫生资源配置的优先人群中,老年人群是不可忽视的一部分,资源治理需要从立法保障、资金控制、社区创新、公私合营等方面进行宏观政策考量。②

(一)老年人群作为卫生资源优先人群的紧迫性

关于《中共中央关于制定国民经济和社会发展第十三个五年规划的建议》的说明中提到,我国人口老龄化态势明显,2014 年 60

---

① 周成武、严素勤:《我国医疗体制改革导入公私合作伙伴关系的初步探讨》,《中国卫生经济》2007 年第 26 卷第 6 期。

② 峗怡、贺加:《新医改进程中老年卫生保健服务相关问题研究》,《中国社会医学》2012 年第 29 卷第 6 期。

岁以上人口占总人口的比重已经超过 15%，老年人口比重高于世界平均水平，14 岁以下人口比重低于世界平均水平，劳动年龄人口开始绝对减少，这种趋势还在继续。① 联合国《2008 年千年发展目标报告》预计，21 世纪 40 年代后期将形成老龄人口高峰平台，届时中国每 3 人或 4 人中就有 1 位老年人。老年健康问题成为未来决定全民健康状况的重要部分，而实现全民健康和全面健康的需求已成为我国人口健康领域的六大战略需求之一②。

与之对应的中国老年健康政策保障形势将更加严峻，中国正从"人口红利"向"人口负债"转折，生育率低、人口结构老化、农村老龄问题加剧、社会及家庭养老负担加重、社保供求矛盾等问题将更为突出。如果现阶段的卫生政策规划未能充分满足人口老龄化的储备需要，对我国今后的政治、经济、社会发展都将产生深远的负面影响。虽然《中共中央、国务院关于深化医药卫生体制改革的意见》作为纲领性文件，为保障老龄健康问题预留了改革空间，但在积极探索如何建立"老有所医、病有所养"的卫生保障服务体系，乃至"十三五"将要推进的医养结合产业方面，缺乏更为细致的政策规划。

（二）老年人群卫生服务存在的现实问题

"老龄化社会"的快速发展趋势，必然会引发国家疾病负担、筹资与投资格局的改变。而本着"人终究会老去"这一不可逆转的规律，要满足全体国民的安全感，实现社会和谐、公正的发展，必然要对老龄人口的健康问题予以足够重视，换个角度来看，社会也需要老年人口（特别是具有专业技术的老人，如老中医）的文化传递和经验传承。

从人口学角度看，过去的人口控制政策使得现今老年抚养比低下，

---

① 习近平：《关于〈中共中央关于制定国民经济和社会发展第十三个五年规划的建议〉的说明》，《实践》（思想理论版）2015 年第 23 期。

② 中国科学院人口健康领域战略研究组：《中国至 2050 年人口健康科技发展路线图》，科学出版社 2009 年版，第 25 页。

城市化、家庭养老功能的逐渐丧失，加大了社会养老问题的难度。

从卫生经济学看，老年人口医疗费用耗费更多而收入更低，更容易陷入"因病致贫，因贫致病"恶性循环。有老年医学研究表明，老年人的发病率、住院率远高于青壮年，老龄人口消费的医疗卫生资源一般是年轻人的 3～5 倍。[①]

从老龄伦理来看，中国有根深蒂固的孝文化和尊老的道德传统，现今老龄健康伦理问题更是涉及范围极广，包括老龄歧视与老龄霸权的代际公正问题、养老伦理、善终伦理等，以及老年伦理的社会效能化问题。[②]

我国老年人看病贵、看病难的现象比其他年龄组人群更甚，老年卫生服务有更明显的城乡差距。有调查发现，影响老年人就诊率的主要因素为年龄、职业状况、就诊距离及健康状况。[③] 除了医疗服务可及性差等障碍外，老年人还面临医务人员态度不佳、保险报账手续繁杂、审核过严等社会性"老年歧视"问题。

这从另一侧面也反映出我国社会对老年人群外国支持系统的缺乏。与之相较，美国各地包括企业、银行、保险业、大学等多种机构都提供养老者支援服务，以支持小组、老人日间护理中心等形式展开，能降低员工请假频率并使其无后顾之忧地工作。

我国正处于新医改的公共卫生、医疗服务、医疗保障、药品供应四大体系的构建和完善中，面向老年人群的专业医疗照护资源更为匮乏，缺乏其他专业医疗保健机构以外的社会性支持机构补充，只能由患病老人家属或聘请社会人员进行看护，这直接加重了老年人家庭的经济和心理双重负担。

（三）老年人群卫生资源治理改革的可行性分析

医疗卫生系统必须要从生命过程的角度去推行，在发展"积极

---

① 张昌彩：《人口老龄化：影响、特点与对策》，《开放导报》2008 年第 3 期。
② 刘喜珍：《老龄伦理研究》，中国社会科学出版社 2009 年版，第 61 页。
③ 卫龙宝、储雪玲、王恒彦：《我国城乡老年人口生活质量比较研究》，《浙江大学学报》（人文社科版）2008 年第 6 期。

老年"（WHO，2007）的社会里，医疗、健康与社会服务应结合在一起，具有成本效益而且容易获得。缓解老年人群看病贵、看病难的问题，为老年常见病、多发病提供健全的社区全科服务，符合新医改逐步实现"人人享有基本医疗卫生服务"的目标。笔者对改革可能涉及的利益集团进行分析，得出现实环境下，老年健康卫生保健服务的改革具有可行性（见表3－8）。

表3－8　开展我国老年健康卫生保健服务涉及的利益集团分析

利益集团	集团的利益	拥有资源	动用资源能力	立场
各级政府及医保等职能机构部门	改善老年健康、实现政府职能	多	强	支持，因应社会老龄化状态的战略需求
医疗保健机构	获利，特别是基层医疗机构	较多	较强	基本支持，利益格局重新分配，体现公益性质
老人及家属	受益	相对少	相对弱	强烈支持，降低身心双重负担，提高生命质量
医疗器械、药业集团、商业保险等	获利	较多	较强	支持，借机挖掘潜力商机，实现企业社会责任
非政府组织（NGO、NPO等）	志愿者救助、慈善事业	少	弱	支持，需要依赖政策支持、财政补贴

（四）面向中国老龄化社会卫生资源治理提升的思考

1. 需要制定保障政策执行的法律依据

许多国家通过立法对老年卫生保健制定了一些规划和制度，尤其是欧美、日本等老龄化程度较高的国家，包括法国的家庭疗养法、美国的国家照顾制乃至奥巴马新医改法案、日本的老年保健法等。[①] 虽然我国1996年已制定《老年人权益保障法》，但对老年医

---

① 段春波、于普林：《WHO/中国老年社区卫生服务研讨会纪要》，《中华老年医学杂志》2003年第22卷第12期。

疗卫生的社会保障问题仅是笼统地规定"国家建立多种形式的医疗保险制度，保障老年人的基本医疗需要"，并无更细致的实施性意见，我国迫切需要对老年健康保障问题作深层次的法律探讨。

2. 更有效能的老年医疗费用运行机制

哈佛大学纽豪斯教授采取定量化、数值化的方法，计算出了可能造成国家医疗费用上涨的五个因素，发现人口老龄化是导致一个国家医疗费用上涨的首位因素，如何进行有效能的医疗筹资、费用控制是很多国家的难题。美国老年保健计划（Medicare）已经历经多次改革，主要围绕高昂费用的控制与老年卫生保健福利的范围进行博弈，但美国社会保障科学院的一项研究表明，社会对老年人的关怀立场并没有随着时间的推移而改变，[1] 按照奥巴马新医改计划，医药机构和相关利益集团将共同参与成本削减计划，降低美国老人健康照顾费用增长率偏高的问题，减少 Medicare 项目下的滥付费用，扩大老年健康保险制度信托基金的偿付能力。[2] 如何在实现节省老年医疗费用成本的同时，保持较高的医疗品质，也将是中国应对老年化储备所必须考虑的问题。

3. 创新老年病社区服务方式

我国社区照料服务需求迅速增加，就世界发展趋势而言，社区卫生服务也是老年人群获得基本医疗卫生保健的基础，但中国老年人对社区照料的"服务需求"和"已利用的服务"之间存在着很大差距。[3] 虽然国内较多文献都从社区卫生服务角度对我国老年服务进行规划设计，但是在社区卫生服务的政策和实践中，却显示出老年卫生保健策略不明确、资源缺乏和协调不力等问题。[4] 澳大利亚开展了多种形式的老年保健服务，包括"家庭与社区照护项目"

---

① 卢春玲：《美国老年保健计划与改革》，《美国研究》2003 年第 1 期。

② 刘晓红：《奥巴马政府卫生改革分析》，《中国卫生政策研究》2009 年第 2 卷第 12 期。

③ 伍小兰：《中国农村老年人口照料现状分析》，《人口学刊》2009 年第 6 期。

④ 许岩丽、刘志军：《澳大利亚老年保健服务现况分析及其对我国的启示》，《医学与哲学》（人文社会医学版）2008 年第 29 卷第 8 期。

"社区老年照护服务包"、护理之家、老年公寓服务，医院也提供了社区老年照护服务等正式服务，还有家庭、朋友和邻里提供的非正式服务，值得我国借鉴。① 我国单一薄弱的社区老年卫生服务与澳大利亚多样化的服务有一定的差距，社会参与互动式程度高的社区服务能较大程度满足多样化的老年需求。

4. 改变老龄疾病心理和社会认知

随着生物—心理—社会的现代医学模式的发展，老年疾病已不仅是疾病观的传统认知，而是嵌入了地方道德文化世界、家庭伦理关系、人生安顿与心理保健等考量。老年人因身体机能的衰退或失能而与外界互动机会减少，逐渐为社会所隔离乃至边缘化，疾病状态下更容易引发不良心理认知。如何开展日常心理照护与紧急情况下的心理救援，改变社会性"老年歧视"，实现"积极老年"的目标，还将涉及文化教育对社会认知的改变。

5. 公私合营打造健康的社区老年卫生保健服务产业

虽然新医改中的国家基本公共卫生服务项目有老年人保健的相关内容，但主要体现出政府办医的单一模式。而从国内经济投资格局来看，跨国医药和中国本土医药产业界已提早准备，积极探索介入卫生保健服务，一些企业聘请医疗专家为会员定期提供运动、饮食、医药保健的系统指导服务。该模式扎根社区，依靠企业资本的介入，弥补传统医药体制下政府主导的社区卫生服务的职能缺位与资源有限等问题。与医药企业合作，鼓励其实现更多非营利性功能，可以成为探索多元、优质、便利的老年卫生保健服务的重要思路。

二 贫困人口作为优先人群的卫生资源治理

由于疾病的风险性和对于个人的偶然性，容易造成疾病负担的严重不均衡，进一步加重疾病和贫困之间的恶性循环，所以医疗制度需要对贫困人群特别关注。而现实生活中却往往存在对贫困人群

---

① 石光、李明柱：《澳大利亚卫生保健制度》，人民卫生出版社 2004 年版，第 24 页。

医疗服务提供不足的问题，即存在哈特反比保健定律。

哈特反比保健定律认为，获得良好医疗护理的可能性与它服务的人群的需要程度呈反向变化趋势，即人们对卫生保健服务的要求越高，相同服务的质量就越差，服务也越不发达（斯坦因·U. 拉尔森，2002）。[①] 他甚至认为在以社会平等为最高目标的福利国家公共保健服务上，也存在制度的实际作用与预期设定的目标（以人们的需求来分配服务）有较大差距的问题，哈特反比保健定律造成福利体制和保健发展存在着一种根本性的困境。

根据这一定律，一个地区社会地位低下和生活条件不良会导致人群中的健康问题。同时，相同的社会条件一般会通过许多复杂的机制产生不良的卫生保健，或至少造成卫生保健重负难以承受的问题。其中起作用的因素包括：医务人员从业地域选择严重偏离贫穷区域；基金预算的地方性和区域性加剧社会地位偏差因素的作用；被剥夺了社会权利的社区（如农村贫穷地区）没有政治等资源通过游说吸引医疗机构设置；各种纯粹的私人投资的服务机构在缺乏政府有效激励和引导的情况下，只会根据购买力决定的有效需求而非实际的医疗需要来分布。

从实证分析看，在许多发展中国家公共医疗资源确实总是流向富裕的城市中等阶层，而不是低收入的贫困人群；同时，治疗性医疗服务总是受到偏爱，而有效的初级医疗以及预防性服务总是遭到忽视，哈特反比保健定律在这些地区得到更充分的印证。[②]《2008年世界卫生报告》显示，贫困人群的健康不如已脱贫的初步温饱阶层，而初步温饱阶层的健康又不如平均收入阶层，以此类推。收入与健康之间的社会差距普遍存在，不仅发展中国家，包括最富裕国家在内的所有国家，都存在这一现象。在不同国家，差距可能有大

---

① ［挪］斯坦因·U. 拉尔森：《社会科学理论与方法》，任晓等译，上海人民出版社 2002 年版，第 18—20 页。

② 胡苏云：《中国农村人口医疗保障：穷人医疗干预视角的分析》，《中国人口科学》2006 年第 3 期。

有小，但都普遍存在这一现象。人们早就开始衡量国与国之间卫生不公平现象，分析造成不良健康的不公平、不公正和可避免的因素，国家内部也存在诸多"健康差距"。

医学社会学分析认为，对于贫困人群和富有人群医患关系的不同造成贫困人群相对于实际需要的卫生服务利用率低于富人（哈特反比保健定律作用）有三个解释：经济支付能力、文化贫困和系统障碍。经济支付能力是指贫困人群没有经济实力购买他们所需要的服务，原因是服务成本过高、家庭收入过低和保险计划不全面。文化贫困解释源自贫困人群的态度和社会规范特征倾向于延迟对服务利用的假说，当收入减少时，对预防性体检和专业卫生观念的信任会减少，社会疏离程度增加（威廉·科克汉姆，2000）。[1] 贫困人群的就医障碍导致其医疗服务需求难以得到满足。

国家发展和改革委员会、卫生部、财政部、人力资源和社会保障部、民政部、保险监督管理委员会于 2012 年 8 月正式公布《关于开展城乡居民大病保险工作的指导意见》。城乡居民大病保险是在基本医疗保障的基础上，对大病患者发生的高额医疗费用给予进一步保障的一项制度性安排，目的是要切实解决人民群众因病致贫、因病返贫的突出问题。大病保险的保障范围要与城镇居民医保、新农合相衔接，有条件的地方可以探索建立覆盖职工、城镇居民、农村居民的统一的大病保险制度。保障水平以力争避免城乡居民发生家庭灾难性医疗支出为目标，合理确定大病保险补偿政策，实际支付比例不低于 50%。筹资来源从城镇居民医保基金、新农合基金中划出一定比例或额度作为大病保险资金，不再额外增加群众个人缴费负担。这项政策是从普惠走向特惠的重大社会政策，也是对贫困人口的补助救济。自 2013 年开始，我国的农村医疗保障重点将向大病转移。肺癌、胃癌等 20 种疾病全部被纳入大病保障范畴，

---

① ［美］威廉·科克汉姆：《医学社会学》，杨辉、张拓红等译，华夏出版社 2000 年版，第 36—40 页。

大病患者住院费用实际报销比例不低于70%，最高可达到90%，加大了对脆弱人群的补济倾斜。

2015年8月国务院办公厅印发《关于全面实施城乡居民大病保险的意见》。该意见提出，2015年大病保险支付比例应达到50%以上，明确要求以发生高额医疗费用作为"大病"的界定标准。高额医疗费用可以个人年度累计负担的合规医疗费用超过当地统计部门公布的上一年度城镇居民、农村居民年人均可支配收入作为主要测算依据。国际上有一个通用概念——家庭灾难性医疗支出与之相对应，就是将一个家庭的总收入减去家庭必需的食品等生活支出作为分母，以这个家庭一个年度内累计的医疗支出作为分子，其比值如果大于或等于40%，也就意味着这个家庭发生了灾难性的医疗支出。这是继2012年六个部门发布《关于开展城乡居民大病保险工作的指导意见》后，国家在重特大疾病保障与救助机制建设上的新突破，是对贫困人群卫生资源优先倾斜的重要政策。

三 危急重病作为优先人群的卫生资源治理

医疗紧急情况主要指医疗日常诊疗过程中的紧急情况的状态，包括紧急手术等紧急医疗行为[1]。有学者将实务中构成医疗紧急的情势归纳为以下应当具备的三个要件：①对患者生命健康安全有明确的、即时的严重威胁存在；②若要得到患者的知情同意将会对其生命健康权造成无法弥补的严重损害；③患者有明显的症状，使其不具有同意能力，如中风、脑缺氧、血压急速下降等。[2] 医疗紧迫性牵涉到医学、法学、伦理学一系列问题，近年来医院拒收和拒治危急重病人的情况时有发生。

新医改出台后的近些年，我国在基本医疗广覆盖推进方面取得了较好成绩，医疗保险覆盖面窄、自付比例高的情况得到了一定程

---

[1] 本部分对医疗紧迫性问题的探讨不包括突发公共卫生事件、传染病疫情控制或者精神卫生的强制治疗等范围。

[2] F. A. Rozovsky, "Consent to Treatment: A Practiical Guide", Boston: Little, 1984, pp. 90 – 95.

度的扭转，但是关于紧急医治经费保险和医师责任险尚在起步阶段，所以也出现了"无钱拒收""先交钱后治疗""先签字后治疗"等负面的现象。

相较于其他需要治疗的情况，急救情形下"无备而来"的人群具有更大的脆弱性。尽管卫生部重申了医师的抢救义务，但是实际开展中却困难重重。急诊本应不看重病患经济负担能力（有无保险或有无充足保险金），而是纯粹依据医学上的紧迫性按顺序挽救患者生命，然而有研究反映，即使病情严重程度相同，没有保险的患者在接受急诊后住院的比例也低于有保险的患者、出院时间也早于有保险的患者，甚至还有出院时健康状况依然很差的患者。在医疗紧急情况下，脆弱人群可依赖的社会资源极度匮乏，因此从医疗抢救立法领域构建更为完善的社会支持系统非常有必要，迫切需要开拓第三方资源并使其常规化。

除了以社会保险等方式补充医疗救济经费，从公权角度而言，法律和行政支持也是必备基础，这需要创新急救医疗支持环境的公共管制，比如法院作为衡量患者利益的中立第三方，从司法角度对抢救行为进行法律执行的保护，医方可向法院提出强制申请令，最后法院批准并强制执行，这类似于我国现有依申请的强制执行，或者支付令等。

此外，作为卫生行政部门，也可以尝试扩增职能，设立医疗抢救的卫生行政强制管辖权。卫生行政强制是一种即时性控制，是紧急情况下的应急手段，它的目的是预防危害事件的发生，出于保护公民人身健康的目的，紧急情况下的关乎生命健康的重大治疗决定和以上这些特征暗合。[①]

在实践微观分配领域，我国已将部分稀缺卫生资源分配的优先规则透明化，《中国人体器官获取与分配管理办法（试行）》对肝脏

---

① 晚怡、贺加：《医疗紧急情况下知情同意的代理相关法律问题》，《中国医院管理》2011 年第 31 卷第 5 期。

移植和肾脏移植等分配政策做了规定。

肝脏移植分配政策包括：①区域优先原则；②儿童匹配优先原则；③病情危重优先原则；④血型匹配；⑤器官捐献者及其直系亲属的优先权；⑥已登记自愿捐献器官者的优先权；⑦等待顺序优先原则。

肾脏移植分配政策包括：①区域优先原则；②血型匹配；③肾移植等待者评分系统。

该办法由等待时间得分、器官捐献者及其直系亲属优先权、等待者致敏度、人类白细胞抗原配型匹配质量、儿童等待者优先权及已登记自愿捐献器官者优先权组成，涵盖了公平分配的多种方法，包括先到先得、弱势人群倾斜、成本效益最大化等原则。

以上规定是对重症病人群开展稀缺卫生资源优先级分配设计的"显性"规则，避免稀缺的人体器官在分配过程中，因为人为和主观因素的干扰，如富人和有权势人群"插队"所导致的不公平、低效率。

从 2015 年起，我国全面停止使用死囚器官作为移植供体来源，公民去世后自愿器官捐献成为器官移植使用的唯一渠道。而据中国人体器官捐献与移植委员会主任委员黄洁夫介绍，我国目前每年约有 30 万患者急需器官移植，但每年器官移植手术仅为 1 万余例。现阶段我国的公民身后器官捐献率仅约 0.6/1000000，是世界上器官捐献率最低的国家之一。器官供体来源的稀缺导致急需更科学的优先次序分配评价体系。

四　妇女儿童作为优先人群的卫生资源治理

《2009 年世界卫生统计》展现出全球卫生发展趋势的简要情况。现状分析显示出一个令人鼓舞的进展情况，尤其是在儿童健康方面；分析表明，一些地区已经取得了成效但需要继续保持，尤其是针对艾滋病、结核病和疟疾的预防控制，受艾滋病毒/艾滋病严重影响的国家、面临经济困难或冲突的国家，需要做出更多努力加强卫生系统建设。而有些地区进展不明显或者几乎没有进展，尤其是孕产妇和新生儿保健方面。公共卫生机构的基本药物可及性往往差强人意且价格居高不下。

　　降低孕产妇、儿童和新生儿死亡率是联合国千年发展目标的重要内容。尽管降低新生儿死亡率的有效干预措施已经非常明确，但是如何在卫生资源相对短缺的发展中国家提供有效的服务仍然存在很大挑战。在过去 20 年里，中国在降低儿童死亡率方面取得了显著成就。各省数据指标显示，除免疫和其他卫生干预手段之外，如基础设施的完善、卫生系统的发展、人群受教育水平的提高、人均和家庭收入的增加、计划生育政策的实施以及干预覆盖面的扩大等措施至关重要。[1] 2014 年全国孕产妇死亡率下降到 21.7/100000，婴儿死亡率和 5 岁以下儿童死亡率下降到 8.9‰ 和 11.7‰，位居发展中国家前列，均提前实现了联合国千年发展目标。2014 年我国孕产妇产前检查率达到 96.2%，住院分娩率为 99.6%，3 岁以下儿童系统管理率和孕产妇系统管理率分别为 89.8% 和 90.0%（见表 3 - 9）。

表 3 - 9　　　　2008 年、2013 年、2014 年妇幼健康管理情况

年份	2008	2013	2014
产前检查率（%）	91	95.6	96.2
产后访视率（%）	87	93.5	93.9
住院分娩率（%）	94.5	99.5	99.6
市	97.5	99.9	99.9
县	92.3	99.2	99.4
3 岁以下儿童系统管理率（%）	—	89	89.8
孕产妇系统管理率（%）	78.1	89.5	90.0

　　国务院发布《2011—2020 年中国妇女儿童发展纲要》和《"十二五"期间深化医药卫生体制改革规划暨实施方案》，卫生部印发

---

　　[1]　Igor Rudan, Kit Yee Chan, Jian S. F. Zhang et al., "Causes of Deaths in Children Younger than 5 Years in China", *Lancet*, Vol. 375, No. 9720, 2008, pp. 1083 - 1089.

《贯彻2011—2020年中国妇女儿童发展纲要实施方案》，对开展重大公共卫生服务项目提出明确要求，这些文件对改善妇幼卫生公平性，进一步提高妇女儿童健康水平起到纲领作用。

国家卫计委相关数据显示，截至2014年年底，全国共有妇幼保健机构3098家，儿童医院99家、妇产医院622家，共有从业人员45万人。深化医改以来，全面实施国家基本公共卫生服务项目，免费提供了包括孕产妇保健和儿童保健服务在内的12类项目，补助标准由人均15元增加到2014年的人均40元。2009—2014年，中央财政累计投入305亿元，实施了农村孕产妇住院分娩补助、农村妇女两癌检查、增补叶酸预防神经管缺陷、贫困地区儿童营养改善、贫困地区新生儿疾病筛查，以及预防艾滋病、梅毒、乙肝传播等一系列妇幼卫生重大项目，累计2亿多妇女儿童受益。

2011年一项发表在《柳叶刀》上的关于中国住院分娩策略和新生儿死亡的研究，利用中国孕产妇和儿童死亡监测点数据，分析了1996—2008年中国150万活产新生儿的死亡情况，发现12年间，中国新生儿死亡率下降过半，住院分娩活产与非住院分娩活产新生儿死亡的相对危险度为0.30—0.52，住院分娩可降低新生儿死亡的比例在48%—70%。中国的非住院分娩活产新生儿死亡与其他发展中国家的水平相当，但是住院分娩降低新生儿死亡的效果却大大高于其他国家的社区干预策略的效果。研究进一步发现中国住院分娩活产的新生儿死亡率按地区社会经济发展水平等级的降低而升高。其中在城市医院出生的新生儿死亡风险仅为5.7‰，而在社会经济发展水平最低的农村四类地区医院出生的新生儿死亡风险则约为城市地区的4倍。这一结果提示，尽管中国住院分娩策略取得了成功，但在社会经济发展水平低下的地区的医院产科，服务质量依然需要提高。[1]

---

① Feng X. L., Guo S. F., Hipgrave D. et al., "China's Facility - based Birth Strategy and Neonatal Mortality: A Population - based Epidemiological Study", *Lancet*, Vol. 378, No. 9801, 2011, pp. 1493 - 1500.

"十三五"期间也将面临一系列挑战，如城乡、地区间妇幼健康发展不平衡，出生缺陷防治形势依然严峻，乳腺癌、宫颈癌、白血病、先心病等重大疾病严重威胁妇女儿童健康。《中共中央关于制定国民经济和社会发展第十三个五年规划的建议》的说明中提到，当前我国人口结构呈现明显的高龄少子特征，适龄人口生育意愿明显降低，妇女总和生育率明显低于更替水平。现在的生育主体是"80 后""90 后"，他们的生育观念变化了，养育孩子的成本也增加了，少生优生已成为社会生育观念的主流。二胎政策全面实施后，还面临妇幼健康服务能力不足等问题，需要予以优先解决。

第三节　我国社会办医领域的政府治理①

鉴于民营资本办院的数量发展迅猛，虽然其不是政府优先次序配置的重点，却受到社会资本的热捧，因此本节对社会办医进行资源治理评价分析。从 20 世纪 80 年代逐渐发家的莆田系到今天的北大国际医院等大型综合民营医院，社会办医"自生自灭"的状态由来已久。近年来社会办医进入了"非禁即入"的好政策时机，社会办医成为很多地方政府"十三五"卫生规划的重点，但政府对社会办医的态度仍然维持"给政策不给钱"的主流配置思想，当下在医保、信息化、医师多点执业等方面逐步放开，社会办医或许能成为带动中国健康经济增长的新引擎，并激发以公立医院为主的医疗市场的竞争活力。

受到中国经济步入新常态、老龄化加剧、百姓多元需求增长、政府地方债压力大等多方面影响，社会办医地位也在发生变化，社会办医目前成为一种经济发展新战略，出现在国务院、发改委、工

---

① 本节部分内容参见笔者所著文章《我国社会办医发展中存在的问题及治理策略研究》，曾刊载于《中国全科医学》2016 年第 19 卷第 15 期，在此基础上经过了进一步内容拓展和修改。

信部、卫计委等医药发展的产业规划文件中。政府的卫生规划发展
重心从举办卫生事业转变为大力促进健康产业，其背后的含义是从
由政府通过补贴公立医院来提供医疗服务，转变为向市场要发展，
健康服务也从政府提供公共产品的被动地位，跃升为带动地方经济
发展的生产驱动力。当下社会办医发展的突出矛盾是促进政策执行
不力和政府监管不到位。本部分强调，政府在社会办医领域资源治
理的核心是重视政府全过程监管，否则会形成新一轮与公立医院盈
利竞争分肥，从而加剧看病难、看病贵等现象。

一　我国社会办医的政策背景分析

我国社会办医的发展深受国家大政方针的影响而起伏。新中国
成立后医院主要是公私合营或收为国有；1951 年我国《卫生部关于
调整医药卫生事业中公私关系的决定》出台，最早对公私合营、社
会办医明确不歧视态度；但 1966 年以后，国家停止了公私合营支付
定息政策，社会资本办医逐渐消失；直到 20 世纪 80 年代又逐步放
开社会办医的政策。① 我国社会办医经历了两降两升的调整，进入
2009 年新医改时期，社会办医进入了高速发展常态。

过去几十年我国一直采取政府包医疗、垄断医疗市场的发展方
式，政府举办的公立医疗机构承担约 90% 的医疗需求市场份额，公
立医院系统性逐利机制很难从其系统内部打破，看病难、看病贵无
法从根本上得到有效缓解。自 2009 年新医改以来，国务院、国家发
改委、国家卫计委等部门出台十多个文件推动社会资本办医，其中
不乏 "鼓励" "加快" "促进" 等词汇，国家政策是希望引导民营
医院向非营利性医院、高水平和规模化方向发展，并优先鼓励民营
医院向儿科、精神科等资源薄弱领域进军，支持其投资建立区域第
三方检验中心等。同时，放宽社会资本办医的准入资格，在政策方
面同等对待非公立与公立医疗机构。

---

① 刘嫣、齐璐璐、朱骞等：《我国社会资本办医的历史和相关政策的发展》，《中国
医院管理》2014 年第 34 卷第 5 期。

2015 年上半年，国务院出台城市和县域公立医院改革指导文件，提出"公退民进"的系列指导意见，为社会资本进入医疗市场拓宽了空间。其中：《关于全面推开县级公立医院综合改革的实施意见》（国办发〔2015〕33 号）提及研究资源丰富的县（市）推进公立医院改制政策，鼓励探索多种方式引进社会资本；《关于城市公立医院综合改革试点的指导意见》（国办发〔2015〕38 号）明令控制公立医院特别是大型三级医院规模，要求降低其普通门诊服务量并推进分级诊疗；《全国医疗卫生服务体系规划纲要（2015—2020 年）》为 2020 社会办医院预留占总床位数 25% 的最低规划空间。从中央到地方都积极从审批简化、市场定价、医保报销支付、推进医师多点执业等方面展开政策性扶持，试图打开困扰民营医院发展的"玻璃顶"，这种迫切甚至体现在一些比较难实现的跃进性的发展目标的设立。比如，深化医改 2015 年重点工作任务中提出 2015 年要实现非公立医院床位数、服务量占 20% 的目标，这也是我国卫生事业发展"十二五"规划目标，但因当下非公机构提供的服务量仅一成左右，这一跃进式阶段性目标的可操作性受到质疑。国家卫计委数据显示，2015 年全国民营医院继续稳健增长，截至 2015 年 5 月，全国共有公立医院 13326 家，民营医院 13153 家，民营医院数仅少于公立医院 173 家，但据《2013 年我国卫生和计划生育事业发展统计公报》统计，民营医院诊疗人次仅 2.9 亿人（占医院总数的 10.6%），民营医院入院人数仅 1692 万人（占医院总数的 12.1%）。与 2015 年年末实现民营医院服务量 20% 的阶段性目标尚有较大差距（见表 3 – 10）。

表 3 – 10　2010—2014 年公立医院和民营医院数量变化趋势比较

	2010 年	2014 年	2014 年比 2010 年增加（%）
机构数（家）			
公立医院	13850	13314	– 0.39
民营医院	7068	12546	77.5
诊疗量（亿人次）			
公立医院	18.7	26.5	41.7
民营医院	1.7	3.2	88.2

　　李克强总理在 2015 年 6 月的国务院常务会议上，部署促进社会办医健康发展，很重要的一点是将社会办医定位为扩内需、惠民生的现代服务业，这体现了社会办医走市场改革思路的顶层设计。在健康的社会决定因素中，经济与健康被认为是一种双向促进关系[①]，经济发展带动健康服务供需的提升，而国民健康促进经济发展。我国的卫生事业是由政府提供的有一定福利的公益性事业，大力发展社会办医刷新了这种传统认知，即改变了之前由政府通过财政补贴、投资和借助公立医院垄断方式来提供医疗服务的状况，依托医疗产业发展提高健康服务体量，增加服务供应方，并带动地方经济发展，从而实现从政府提供服务向医疗产业带动经济发展的理念的跨越。民营医院若能发挥"鲇鱼效应"，将成为倒逼公立医院改革的推力之一。虽然关于社会办医能否倒逼公立医院改革学界意见不一，比如江宇在《关于公立医院的几个错误观点》中认为，私立医院基于经济利益同公立医院的竞争并不会从总体上减弱医疗服务体系的逐利性，反而会加强逐利性。公立医院的主要问题是补偿机制和运行机制不完善，社会办医不可能解决这些问题。大型综合、特色专科、国际医院的经营模式和理念也可为公立医院改革提供改革样板，放活改革思路。地方政府拥护医疗产业发展，如重庆市力推 PPP 项目化解地方债的成功经验，地方政府希望医疗产业也能广聚资本、促进行业增容、优化卫生资源，满足百姓不断增加的医疗卫生需求，并推动地方经济发展进而缓解地方债。

二　我国社会办医发展存在的问题及原因分析

　　当下各级政府对社会办医重促进而轻监管，虽然政府提出建立社会办医退出机制，严打非法行医、过度医疗，但如何落地仍有待观察。笔者在重庆多个区县调研发现，社会办医同时面临着促进和监管双乏力的现实困难。[②]

---

① 世界卫生组织：《用一代人时间弥合差距》，2008 年。

② 岷怡：《我国社会办医发展治理策略研究》，《中国全科医学》2016 年第 19 卷第 15 期，第 1560—1564 页。

（一）卫生资源短缺引发社会资本向小、散规模聚集

虽然医师多点执业、"互联网＋"、更宽松的医疗产业投资环境促进社会办医创新形式层出不穷，在 PPP 运营方面，北京卫计委率先允许公立医院特许经营，出现了国内首个以特许经营方式与社会资本合作办医院的公立医院——北京安贞医院，部分经济发达地区如北京、深圳等出现专科医生工作团队或工作室，以及随着"互联网＋"的推动，一些个性化医患服务运营服务模式日益增多，为公立机构医生提供更多服务社会的出口。但这些新兴形式仅占很少份额，大部分医生仍处于事业体制内观望，我国民营医院现状主要呈现小、散规模聚集。以重庆为例，自 2009 年开始，重庆民营医疗机构的总体数量已经超过公立医疗机构数量，其中民营医院稳步增长，公立医院数量有较小幅度的先扩再缩的趋势，2014 年重庆市的民营医院首次超过公立医院数量，但和全国情况一致的是大部分民营医院仅是一级医院和未评级医院。[①]

筹资方面，我国的公立医院主要是自收自支，政府对公立医院的补贴不到 10%。除了补贴不足以外，政府还控制着医疗行业定价权，压低医疗技术人员服务价格[②]，这些成为医疗行业形成难以撼动的"以药养医、大处方、大检查"畸形逐利机制的根本政策性诱因。对于新兴的社会办医，所能获取的政府补贴这一筹资来源更为稀缺。鉴于全国各地政府地方债的巨大压力，除少部分经济发达地区对民办三甲医院给予奖励式补贴，如深圳市出台《关于鼓励社会资本举办三级医院财政扶持政策的实施细则》，社会办三级医院一旦获得三级甲等和三级乙等资质，财政将分别给予 2000 万元、1000万元的一次性奖励，厦门出台了《关于扶持社会资本举办医疗机构有关财政政策问题的通知》，获三甲资质者一次性补贴 500 万元以

---

① 参见 2009—2013 年的《重庆市卫生事业发展统计公报》、2014 年《重庆市卫生计生事业发展统计公报》。

② David B.，William H.，"Lessons from the East—China's Rapidly Evolving Health Care System"，*New England Journal of Medicine*，Vol. 372，No. 14，2015，pp. 1281 – 1285.

外，大部分地区并没有出台明确的政府补贴细则。

卫生资源运行和供给方面的特殊性也是导致社会办医逆国家调控方向发展的重要原因。国家相关文件提倡社会办医优先鼓励精神病、康复护理、儿科、中医等公立资源稀缺的专业领域，地方也出台了类似立法或政策，如 2014 年 11 月实施的《重庆市医疗机构管理条例》规定三级综合医院、二级以上专科医院、中医医疗机构、康复医院、护理院，以及个体诊所这 6 类机构不受规划限制，从法律角度开辟社会办医的"绿色通道"。前 5 个方面的政策意图应是希望将社会资源朝大型、专科方面指引，而个体诊所不受限主要是从群众就医便利角度出发，期望形成社区基层资源竞争优化格局。

然而从社会办医的投资效果来看，在民营医院和公立医院个数总量持平的情况下，民营所提供服务量仅占一成多，说明民营医院规模仍主要呈现小、散、质量参差不齐的格局。究其原因：一是医院本身运营规律即是回本周期较长、利润率并不高，投资者对大型、特色的优质专科医院设置会持非常谨慎的理性观望态度，而个体诊所、小规模综合民营医院因成本低，男科、妇科、美容等专科因与公立医院固有格局错位，而成为市场投资热门，小规模个体诊所遍地开花，同质化扎堆经营模式难以保障卫生资源和医疗服务的优质供应，反而加剧了恶性竞争如低于成本价抢夺病源的不规范现象，有劣币驱逐良币的市场风险。二是人力、设备资源等短缺在一定程度上限制民营医院朝专业、大型方向发展的空间。因为医疗服务需要专业人才支撑的特性，而全国卫生资源人力总量有限，甚至有如全国儿科医生、护士资源匮乏情况，加之最优质的医生被锁定在大型公立医院，优秀人才短缺是社会办医的发展瓶颈。而疑难杂症的诊断和治疗需要以大型医疗设备为基础，大型设备的审批受到卫生行政部门的严格管控，社会办医需要与公立医院竞争大型设备配额指标，往往因审批程序周期较长等而阻断大资本投资意愿。

（二）社会办医是"十三五"区域卫生规划矛盾聚焦点

政府在执行卫生政策时缺乏行政能力。一方面，不完善的财政体系削弱了政府支持公共服务的能力；另一方面，决策者无法有效监管执行者的行为。后一问题在医疗领域显得尤为突出，因为卫生部是权力最弱的政府部门之一。卫生部的预算是由财政部和发改委制定的，而地方卫生政策的制定和实施实际上都掌握在地方政府的手中。① 区域卫生规划带有强烈的地方政府管控色彩，是对区域内固有卫生资源的优化设计和利用指引，较长一段时间主要是对主流的公立医院进行设计，因分级诊疗不畅、缺乏执行监督、医院扩容发展经常突破规划等原因，规划执行效果低。

社会办医本应是"十三五"卫生规划一个重要组成部分。结合笔者对重庆多个区县调研发现，地方卫生行政部门在制定区域卫生规划过程中，缺乏对社会办医的地域、数量和规模的规划，并且缺乏阶段性发展规划目标。这容易导致两种错误的对社会办医的审批模式：一是先放开增长到指标封顶后再管控的"先到先得"式粗放发展思路，这可能导致小、散、乱的办医规模抢占先机，而大型机构可能面临因地方床位指标限制而难以入驻的局面。二是为了给优质社会资源预留空间，过度加强前期审批来限制社会办医，到规划期末前为完成指标而大量突击式审批，走"先停滞后放量"的不科学发展思路。无论是"先到先得"，还是"先停后放"的发展模式，都是对区域内卫生资源的无效把控，缺乏规划的前瞻性是一个通病，也是政府垄断卫生事业管理的天然惰性使然，边改革边试错也是我国医疗改革惯常的路径。

大力发展社会办医背景下，地方政策广开绿色通道，如《重庆市医疗机构管理条例》规定，诊所、大型医疗机构等 6 类社会办医类型不受规划控制，而省级卫生规划本身又对社会办医床位总量规模有一定限制，两者存在一定矛盾，导致基层执行区域规划层面不甚明了。笔者对重庆多个区县调研发现，政策执行者出于医保资金

---

① Huang Y.，"The Sick Man of Asia"，*Foreign Affairs*，Vol. 89，No. 6，2011，pp. 119 – 136.

等总量有限、社会资本强烈的逐利动机的顾虑，质疑社会办医"非禁即入"的上层设计程度是否太宽。在重庆"十三五"规划前期调研发现，个别区县在放开对民营医疗机构数量管控后出现了医保基金提前用完的情况。当然，产生此问题的因素很多，包括医保支付设计的合理性，我国的社会办医投资人心态尚处于初级阶段，逐利性重于公益性，与病人合谋骗保等不规范现象仍然存在。很多地方区域卫生规划在社会办医的床位、人力的总量层面仍留有地方政府约束性控制思维，当然这种管控思维在经济发达地区，或者重视医疗产业发展地区程度较弱。

总体而言，地方政府在区域卫生规划方面，对民营医院管控存在"过度"和"不够"两种情况，这也是社会办医的政府职能边界不清的体现。调研发现，地方官员不乏出现"政府仅管公立"的甩包袱心态，也有担忧过度市场化导致品质下降、百姓埋单的局面（如男科、妇科诊所扎堆一条街现象）。一个普遍的关切是当下针对医院包括社会办医的卫生监督人力资源稀缺，卫生监督力量跟不上社会办医发展态势，在监督不到位的情况下将社会办医留给市场自行竞争，很可能导致大量医患纠纷、非法行医乃至维稳的压力。

（三）与公立医院同等待遇很难落地

虽然国家卫生宏观政策进一步鼓励民营医院的成长，但地方仍旧缺乏执行细则，民营医院很难获得与公立医院在税收、土地、医保、补贴上相同的优惠政策。民营医院不能享有政府划拨地特殊照顾，大多数采用租房形式，租地为校舍、旅馆、民房、商业写字楼等改建，房屋设施不符合医疗用途标准，前期需要大量成本改造以符合医用和消防等标准要求。部分紧邻民居所建医院因医疗废物处理等问题受到居民抗议，水电等价格按照商业用途计算，提高了医疗运营成本。以 Pierre 和 Peters 的经典治理模型来分析政府对社会办医的治理，他们认为任何治理模式都有五个过程：目标的选择、决策、资源调动、实施和反馈，而治理有四个理想结果：连贯性、包容性、适应性和问责性。在设定目标、决策和执行政策时必须考虑到连贯性，缺乏连贯性会增加成本并损害公众的信心。而有效的问责依赖于良好的反馈过程，从而识别和解决低效能。所有四个结果全部达成是不可能的，必须进行权衡。集权的治理模式虽然有高度连贯性，但缺乏包容性，因为利益相关者被排除在目标设定和决策之外。[①]地方执行不到位使得政策缺乏连贯性，也体现在政府和公立医院并不实质愿意和非公机构分享固有垄断的供给体系，这在一定程度上会挫伤社会办医投资者的热情。而现阶段缺乏对社会办医资源治理效果的问责，包括以下三个方面：一是缺乏专业第三方机构对效果进行评估；二是缺乏公众实质参与的沟通反馈路径，社会办医行业缺乏一个强大协会去有组织地反映诉求；三是对政府的问责动力不足，社会办医很少被纳入地方政府绩效评估任务。

政府在人才培养、医院等级评审、监管机制、信息化平台、分级诊疗、大型设备购置等方面，对民营医疗机构缺乏类似公立医院"正规军"待遇。就人力资源方面而言，在得医者得天下的医疗产业发展时代，事业单位人事改革滞后，现有体制下医师多点执业很难落地，医生的量不足、质不优是社会办医的瓶颈之一，招不到、留不住成为一个普遍现象。深圳是全国第一个印发公立医院综合配套改革方案的试点城市，《深圳市深化公立医院综合改革实施方案》也首度尝试在未来3年内使深圳近3万医生与编制脱钩。大型公立医院虹吸人才，而大部分中小型民营机构对中高端人才吸引力弱。民营医院医务人员以刚毕业学生和返聘退休医生为主力军，存在学历低、职称低、培训机会少等问题，因编制、职称发展、学术环境和待遇等原因，人才流失严重。

除了上述体制因素，公立医院作为寡头自动排斥竞争对手也是一个重要影响因素，现阶段分级诊疗受到重视，出于利益固着的考

---

① Pierre P., Peters B. G., *Governing Complex Societies: Trajectories and Scenarios*, Basingstoke: Palgrave Macmillan, 2005, pp. 16-17.

量，公立医院体系内部存在下转上容易、上转下难①的单向困惑，虽然国家卫计委出台了一些转诊硬性指标，但有抵触的执行效果还有待观察。民营医院则更少被纳入双向转诊体系，也是公立医院自动排除的结果。在学术交流、医师进修方面，社会办医也容易遭到排挤。

后续政策的支撑不足也导致社会办医政策落地乏力，如多数民营医疗机构没有参与医院等级评定、自负盈亏色彩浓厚，也与当下公立医院的评级标准并不适合民营医院，比如科研方面稍显过重有关。不评级也成为内部价格管理混乱、外部监管无法规范的诱因。2014 年出台了《关于非公立医疗机构医疗服务实行市场调节价有关问题的通知》，对非公立医疗机构医疗服务实行市场调节价，按程序将其纳入基本医保等社保服务，并执行与公立医院相同的支付政策，但现行医保目录主要根据物价局审核的公立医院诊疗级别对项目有不同保险价格设定，对民营医院具体报销支付如何衔接，如何规范其制定价格行为尚未明确。这容易使医保部门乐于采用总额预付制来简单控制个体医院的医保数额总量，进而造成总量不足的局面。

（四）政府监管失灵，且社会监管松散

现有区域卫生规划定位不明确、政府规制职能不具体的情况下，加速让社会资本办医会造成小、散、乱等社会办医规模聚集，形成同质化低端恶性竞争，加上卫生监督体系力量不足，会导致政府监管失灵或失控的状态。现有的卫生监督人力资源方面存在学历偏低、人员不足情况，公务员、参公、事业单位的编制混杂，全国平均每万常住人口拥有 0.75 名卫生监督人员，平均每万常住人口拥有 0.52 名执法人员②，经过卫生部三定方案变动，以及卫计委机构整合调整，2013 年卫生监督员每万人仅不到 0.6 名，这离标准化配置

---

① 徐长恩、全世超、周新朝等：《双向转诊下转难影响因素量化分析》，《中国卫生事业管理》2009 年第 26 卷第 6 期。
② 罗莉、胡蕊、孙肖潇等：《全国卫生监督机构人员数量及编制情况分析》，《中国卫生监督杂志》2011 年第 18 卷第 5 期。

数量远远不足，2010 年《卫生部关于切实落实监管职责进一步加强食品安全与卫生监督工作的意见》提出，要实现辖区每万常住人口配备 1—1.5 名卫生监督员的标准。而中西部卫生监督人员则更不充裕，调研也发现，重庆部分区县卫生监督人力资源结构老化且发展停滞，因编制紧张而无法吸纳新人的局面广泛存在。

当下社会办医缺乏行业协会内部统一的自治监督，仅有类似《全国民营医院诚信自律规范》从执业道德方面的指引。而随着新媒体、自媒体等的发展，公民监督也成为一个重要监督来源，并且这种监督往往是受害者触发型监督，患者已经受到伤害，并且这些个案聚集不一定必然导致不良机构退出市场，只是会有用脚投票的舆论影响力，而真正涉及纠错、惩罚等方面则需要卫生监督机构或成熟的行业自治惩戒更为彻底且规则化。

（五）资本逐利导致社会信任度、支援度低，影响长远发展

内外文献显示，社会办医疗机构和公立医疗机构在医疗费用和服务质量方面并没有显著差异，社会办医反而可以促进公立医院和整个医疗卫生服务市场的绩效。[①] 即使全民免费医疗的英国近十多年也在不断促进民营医院发展，英国学者将其归纳为"竞争和患者自主选择驱动的内部市场化"；而中国台湾通过建立全民医保体制，从"政府兴办医疗机构直接提供服务"模式，转型到"政府筹资补需方，民营机构提供医疗服务"的模式。[②] 上述国家和地区的成功在于前瞻性地建立了清晰的政府监管职能范围，在政府监督下展开改革。我国大陆在此方面却准备不足，牛津大学和哈佛大学教授曾撰文充分阐述了社会办医可能出现负面影响，其首先分析政府鼓励实现 2015 年 20% 市场份额私有化背后的目的可能有三个：一是战略举动，即利用私立医院作为刺激性竞争，刺激困难重重的公立医

[①] 刘国恩、官海静、高晨：《中国社会办医的现状分析》，《中国卫生政策研究》2013 年第 6 卷第 9 期。

[②] 朱恒鹏、昝馨、向辉：《财政补偿体制演变与公立医院去行政化改革》，《经济学动态》2014 年第 12 期。

院改革发展；二是政府思想观念领域的大转变，意图采用一个更加以市场作用为主的方式来提升医疗卫生保健领域的生产力；三是希望医疗卫生领域能够成为另一个促进经济发展的领域。但学者们提醒中国政府应当警惕私立医院因与公立医院展开新一轮盈利竞争而加剧大处方、大检查等现象，并提醒应当首先评估私立医院的进入会对医疗卫生保健系统产生什么样的影响。否则，中国可能无法控制现在医疗卫生保健提供方面已经存在的不公平和支出增加问题。[①]

在中国现有环境下，全社会对整个医疗行业信任度降至新低，而社会办医则更甚。政府很难打破对社会办医差别待遇的"玻璃墙"，也与社会根深蒂固的对非公立医疗机构的不信任感有关。以莆田系为代表的社会办医的盈利发展模式，已经丢失社会的信任感，形成公众的天然偏见并形成一种价值观预判，排挤社会办医。部分民营医院缺乏诚信、虚假宣传、哄抢病源、过度医疗、欺诈蒙骗、与病人合谋骗保等，甚至与公立医院"合作"，通过从公立医院"买渠道"来获取病源，这些附加成本最后都由病人承担。这导致全社会从地方政府到百姓对社会办医行业出现了集体性不信任乃至歧视的危机，并产生负面连锁效应，影响社会办医生存发展。当下医患关系紧张冲突态势下，医院已经成为医闹、医暴事件的重灾区，而民营医院能获取的来自政府和社会的理性纠纷解决资源有限，同时，出于规模效应难以盈利考虑，商业保险公司不愿意向民营医院提供医师责任险产品。诚信缺失限制了民营医院发展的外在援助基础。

三　我国社会办医发展监管策略建议

（一）明确监管应成为政府对社会办医的核心职能

对社会办医"非禁即入"是带有理想主义色彩的市场化发展思想，政府作为守夜人，由市场自行竞争淘汰，在发展探索期必然会

---

① Winnie Y., William H., "Harnessing the Privatisation of China's Fragmented Health-care Delivery", *Lancet*, Vol. 384, No. 9945, 2014, pp. 805–818.

出现一批被淘汰的医院，但医院的不合格产品对公众而言所带来的伤害比一般的产品更甚，事关健康和生命权利，尤其需要事前监督的管制。

对社会办医全过程的"强监管"应当成为今后一段时期政府的核心职能。这种逻辑尊重市场竞争规律，但也充分考虑医疗行业特殊性，虽然卫生服务提供方式和来源可以是多元化的，但政府职能定位应当是管好医疗服务产品的输出端，即医疗品质，因为医疗服务质量和食品安全等一样是与人的健康和生命密切相关的行业，需要通过政府的全过程监管来保障供给底线，包括对医疗服务价格制定合理度监督、对医保使用规范监督、对医务人员执业过程规范性监督等方面。同时，也需要加强监管防止社会办医改制重组公立医院而造成国有资产流失。强化监督执法，从而实现底线正义是社会办医大发展背景下对百姓的基本保护。要加强对社会办医与公立医院的同质监督，探索预防纠查和退出机制。以荷兰为例，早在2006年，荷兰就已启动新医改，将国民基本医疗保险市场完全让位于私营保险公司竞争，尽管如此，政府监管仍不断加强，在2006年7月，医疗保险监督委员会（CTZ）与卫生保健关税委员会（CTG）合并为荷兰医疗管理局（NZa），这是一个半自治的机构，与荷兰市场管理局（NMa）一起监管医疗各方，并有及时干预职责。2013年4月，由荷兰竞争管理局、独立邮政电信管理局和荷兰消费者管理局合并成立消费者和市场管理局（ACM），从事消费者权利、竞争、具体部门的三项监督职能，在卫生领域，主要对有损卫生质量、价格、可及性的市场垄断行为进行及时纠正。

我国已出现大型医院投资热潮，有诸如合作联营模式、集团特许经营模式、租赁经营模式、医院集团经营管理模式、合同经营管理模式等，因隶属关系、投资主体、所有制等不同导致条块分割，增大了监督难度。而小规模遍地开花的社会办医格局给监管增加了任务量。为应对卫生监督人力资源短缺，可以考虑增加协管人员，以及向社会第三方组织采取政府购买监管服务等方式补充监管资源。

（二）加强区域卫生规划是落实政府对社会办医监管的重要手段

近几年由市场选择和政策环境所形成的社会办医总体格局并不尽如人意，规模小、无特色、趋同性强、不突出，缺少高水平、差别化的社会办医，缺乏民营大型专科和综合医院，社会办医差异化发展格局尚未形成，说明政府不能完全甩手让市场去决定社会办医资源分布。民营资本的逐利性仅从个体角度规划办医，造成碎片化问题。从预防性监督的角度，政府对一些明显容易形成的同质化扎堆的趋势应从规划方面给予纠正建议，避免不必要的恶性竞争，既浪费医疗资源，又制约民营医院的发展。

政府引导社会办医要突出特色和专科性，理想的社会办医院可以与公立医院在提供基本医疗服务方面形成有序竞争，可以提供高端、奢侈医疗服务，也可设立护理院、护理站、老年病和慢性病医院等特色医疗机构以提供紧缺医疗服务，设立专业医学检验中心和影像中心，满足人民群众多层次、多元化医疗服务需求。

（三）创新探索行业协会自治、监督功能

我国社会办医并没有成立一个有影响力的行业自治协会，即使公立医院的中华医学会的定位是"党和国家联系医学科技工作者的桥梁和纽带，是发展中国医学科学技术事业的重要社会力量"，也是着重以学术交流、培训为目的的组织。美国、英国、中国香港地区有强大的医师行业协会惩戒功能，形成了一套自我系统内监督净化机制。有鉴于此，可以先在社会办医行业创新设立拥有行业自律惩戒能力的协会监管组织，类似消费者协会功能，整合政府和民间力量，共同协助社会办医市场竞争退出机制的实施。

在"互联网＋医疗"大背景下，实现数据互通共享是大趋势，社会办医信息化不应成为卫生信息孤岛。居民健康档案和电子病历应当在公立与非公立医疗机构之间无障碍流动，才可以实现居民无缝式医疗保健服务链，检验结果互认等才能更好地促进分级诊疗，公立系统电子信息化发展不是针对社会办医形成新的公立医疗机构联合体行业壁垒。这一改革过程，社会办医行业协会的自治化可以先实现自我系统的互联互通，再与公立医疗机构对接，并将信息对接各级卫计委、医保监管中心，也可以缓解监管人力不足的困难。

第四节　卫生资源优先次序配置的优先标准和优先项目①

　　政府对卫生领域的优先次序资助，有助于将有限资源投向"靶点"，并实现最佳政策效能和社会卫生福利最大化，这一过程中，明确的优先决策标准是福利社会公共财政资助的关键依据，但我国主要是隐性标准（决策团队或领导的"自由心证"）在决策过程中发挥作用。应当明确资源分配标准和项目，厘清卫生资源规划的优先次序，使资源分配更加透明，贴近卫生服务战略需求。

　　本节比较分析若干典型国家开展卫生资源优先配置抉择的实证经验，重点关注其卫生资源优先配置的优先标准、优先配置经验教训、优先项目确定，并结合我国最新的政策进展，设计适合我国的优先决策标准和优先项目。这些明确的优先标准和项目，将被直接运用到第四章的实证调研中，作为基准去检验各种标准和各类公共卫生项目在实际卫生资源配置优先决策中的重要性。

一　福利国家卫生资源优先次序配置的实证经验

　　研究不同国家的卫生保健提供体系，其价值在于可以洞察这些国家的社会规范、价值观、文化和国家命运，正如唐纳德·莱特（1986）指出，医疗保健与卫生服务是政治哲学的具体体现，因此，社会与政治的价值观是选择制度、建立机构和资金投入水平的基本出发点。一个国家的历史经验、文化、经济、政治理念、社会组织、教育水平、生活水准和对于福利与国家作用的态度决定了这个国家提

---

　　① 本节部分内容参见笔者所著文章《福利社会卫生资源优先配置的伦理标准探析》，曾刊载于《道德与文明》2014年第2期，在此基础上经过了进一步内容拓展和修改。

供卫生保健的方法。虽然优先配置问题注定是复杂而难以找寻最优平衡的，但本章所选取的不少国家或地区的政策制定者们已制定并遵循了一些"显性规则"，在此基础上开展优先次序配置行动。

（一）美国俄勒冈州经验

卫生保健被界定和建构为一种美国资本主义经济中的权利运动，与成为一个福利国家的其他措施相一致。正如马歇尔所解释的，西方社会从18世纪开始走过许多历程，最后才到达福利国家的光辉顶点，他认为福利国家的建立是西方公民权演进的最后阶段。在18世纪所获得的公民权有言论自由和平等，18世纪末至19世纪获得的政治权利有选举权和参政议政权，用以防止经济不安全感，提供最起码的经济福利。在美国，卫生配给制度化始于20世纪90年代早期的俄勒冈州。为使配给制度化，美国立法机关指派了一个委员会来制定配给方案，俄勒冈州的政策也是美国第一次大规模地重视明确的卫生优先级服务设置。

美国俄勒冈州对享受医疗补助的患者的医疗服务进行了形式隐蔽的配给。俄勒冈州健康服务委员会需要公布一个关于健康状况与相应治疗方法的"优先级名单"，例如对肺炎的药物治疗方法等。委员会基于明确的功利原则，将各种医疗措施划分为不同等级，并依据成本效果排列优良等级，从效益最好的到最差的或根本没有效益的。这些服务项目清单与保险直接挂钩，列在清单后面的医疗措施将不予保险，以便节约经费。目前这个界限划到第566种治疗措施（用于治疗输卵管机能障碍），州政府拒绝为界限以下的治疗措施支付费用。如果享受医疗补助的患者想要得到界限以下的治疗措施，他们就要自付医疗费或者说服医生给他们提供免费治疗。许多患者（即使不是绝大多数）以不能得到治疗而告终。[1]

为实现医疗预算的最大健康收益，俄勒冈州的优先级配给出于

---

[1] ［美］德兰诺夫：《你的生命价值多少》，李国芳译，中国人民大学出版社2004年版，第138—156页。

三个方面的考量，即对社会的价值、对处于风险状况个人所需服务的价值、基本卫生服务的必需，并细分为13个标准，包括预防、生活质量、身体技能、社区怜悯（Compassion）、精神健康、药物依赖性、对大多数人有利、对社会的影响、平等、治疗效果、个人责任、个人选择、成本效益。

（二）英国经验

英国的国家临床评价研究所（NICE）是个有很大争议的世界著名的配给机构。为了理解国家临床评价研究所成立的原因，有必要先了解一些英国国家卫计委（NHS）的情况。英国政府下设地区卫生组织，国家卫计委管辖下的各卫生组织各自管理自己的财政，并各自决定是否为包括处方药在内的特殊治疗项目付款，其结果是某个地区的患者或许会发现他们的卫生组织拒绝为某种昂贵的药品或手术治疗付费，尽管其他地区的组织会为同样的医疗措施支付费用，这种情况造成了这样一种局面，即国家卫计委所定的保险范围取决于患者所住的地区，这被批评家戏称为"邮编彩票"。

这种"邮编彩票"式的局面是由两种相互冲突的发展趋势共同造成的不幸结果：首先，迅猛发展的科学技术使治疗乳腺癌、痴呆症和多发性硬化症成为可能，但费用昂贵。其次，英国经济增长不平衡。一些地区的卫生组织财政充足，住在此区的幸运患者可以期望用认可范围内的 β 干扰素来治疗多发性硬化症；而其他地区的卫生组织财政匮乏，其卫生机构每年能拨出用于 β 干扰素的开支非常有限，只够治疗少数患者，而更多患者却得不到治疗。

20 世纪 90 年代中期，英国越来越多的民众认为国家卫计委需要改变"邮编彩票"式的局面。医生、患者、媒体和许多政治家都在呼吁国家卫计委增加对财政匮乏地区卫生组织的拨款。1999 年，英国国家卫计委采取行动结束了"邮编彩票"式的局面。

英国国家卫计委建立了国家临床评价研究所，设立的目的是"为患者、专业医疗人员和公众在'最佳实践方案'的基础上提供权威的、有力的和可靠的指导"。国家临床评价研究所将成本效果制度化并作为决策工具，确保药品和其他医疗技术的享有权取决于成本效果。

卫生维护组织的制度化配给引发了充满煽情性指控的听证会和议会改革。英国的国家临床评价研究所采用了一种科学的方法进行配给，即是否批准治疗措施和药物纳入保险的决定取决于每个质量调整生命年的花费，不只考虑效能，即使一项措施的效能很高，因为价格问题也可能不会被认可，这也遭到部分怀疑和批评。国家临床评价研究所需要证明有充分理由进行配给，其已经公布的多条指导说明意见，几乎全部都明确权衡了医疗收支的情况。

（三）荷兰经验

荷兰政府做出了巨大努力来抑制卫生费用的快速增长，政府认为公平享有卫生保健只能在使保健费用保持在适度的稳定的水平上才能维持。卫生保健保险的高额保险金将使较低与较高收入人群之间的共济（Solidarity）瓦解，而这种共济是卫生保健制度的基石，其主要哲学思想来源于"人人平等享有公平机会参与社会事务"。在荷兰，优先次序配置的主要目标是公开资助基本保险计划，以可用资源产生最大的医疗福利。为此，荷兰政府提出了一种综合的方法来确保提供适当的照顾，包括投资卫生技术评估、使用指南和协议，研发系列标准来确定等待服务的名单和优先级服务名单。鉴于资源的短缺日益严重，1999 年成立了荷兰国家卫生保健选择委员会，也称邓宁委员会（Dunning Committee），由心脏学家 Dunning 担任主席，专门进行卫生服务优先选择。委员会关于资源分配的最初四个标准包括：人的尊严，即所有的人都一视同仁，特别保护脆弱人群；以需要和整体性考量为基础，资源应致力于最有需要的人群；成本效益，即优先级决定目标应该是确立合理的成本和效果之间的关系；衡量健康改善和生活质量提高。这些标准引发了广泛争议，最终，委员会建立了一系列的优先制定方法和原则，并提出了一个框架，旨在协助政策制定者决定哪些服务应该被纳入基本卫生保健包，而基本卫生服务包是由强制保险所覆盖的。该框架会询问该服务是否必要、是否有效益和效率，或者是否应由个人承担责任，通过上述 4 个原则进行排除。委员会建议使用按等级次序分 4 次筛选的漏斗形方法：必要的医疗→有效性→效率（节约成本）→个人责任。由这一程序产生的所有服务不应根据如等待次序、财务贡献、年龄或生活方式来配给。^① 解释是否必要一般从社会角度、专业角度，以及个人角度 3 个层面来看。基本卫生服务是面向全民所有的，因此荷兰卫生资源优先分配模式是基于公开透明的政策理念，即必须明确优先次序配置的过程，包括说明排除特定服务的理由。

（四）瑞典经验

1992 年瑞典成立优先委员会，由 7 个党派成员（最重要的政党代表）和 9 个来自临床、卫生经济、卫生管理、法律和伦理的专家顾问组成。^② 瑞典优先委员会设立了一个明确的优先次序配置流程，提出以伦理平台（Ethics Platform）作为优先次序配置的基础，主要包含四个层次的伦理要求：①将人的尊严作为最高价值，无论个人在社会中的特性和功能，所有人拥有同样的权利，而不论其自然禀赋；②需要，资源配置应致力于最需要的人或活动；③团结共济，脆弱人群的特殊照顾；④效率，运用成本效益原则，在不同领域的活动或措施之间进行选择时，找寻成本和效果之间的合理关系，旨在提高健康和生活质量。^③ 委员会也公布了其他一些伦理层面不被接受为优先原则的准则，比如高龄不能成为优先的理由。

为有助于政治、行政层面的优先（Prioritization）以及临床方面的优先决策，瑞典优先委员会又提出可能被用于优先次序配置的四

① Ter Meulen R. H. , "Limiting Solidarity in the Netherlands: A Two - tier", *The Journal of Medicine and Philosophy*, Vol. 20, No. 6, 1995, pp. 607 - 616.

② Calltorp J. , "Priority Setting in Health Policy in Sweden and a Comparison with Norway", *Health Policy*, Vol. 50, No. 1 - 2, 1999, pp. 1 - 22.

③ Swedish Parliamentary Priorities Commission, *Priorities in Health Care*, Stockholm: Ministry of Health and Social Affairs, 1995.

个组别：

（1）优先组Ⅰ（Priority Group Ⅰ）：急重病的治疗，如果不及时救治将会终身残疾或死亡，慢性重症疾病，姑息治疗及临终关怀，缺乏自理照护能力的病人。

（2）优先组Ⅱ（Priority Group Ⅱ）：预防、适应训练/康复。

（3）优先组Ⅲ（Priority Group Ⅲ）：非急重症疾病或慢性病。

（4）优先组Ⅳ（Priority Group Ⅳ）：关注理由而非具体疾病或伤害（Care for Reasons other than Disease or Injury），有确切证据表明会带来收益的预防措施以及一些模棱两可的案件。

但是，一项对瑞典各地区卫生系统的调查发现，以上四个组别可操作性不强，或者是无法执行。有观点认为对于四个组别的投入应当按照从组Ⅰ到组Ⅳ逐渐递减，即组Ⅰ应被最优先满足，但组Ⅰ所界定的疾病或情形过于宽泛，有可能还未轮到组Ⅱ已经占用所有资源。组Ⅳ是关于情形的判定，并没有实质的卫生服务界定，需要合适时机及资源投入。还有观点认为在实际执行过程中，会遇到某个病人同时属组Ⅰ和组Ⅱ的情形。很多地方卫生决策者建议更清晰化各组别的内容以及设置具体的操作指南。①

委员会也颁布了四项实用性筛选原则，以便评估哪些服务或治疗应当优先，分别是：①收益。有效性如何？对病人有益还是有害？②物有所值。这是使用公共财政最好的方式吗？③公平问题。能从服务中获益最大的人是否对此服务可及？④是否符合社会的价值观和优先事项？在服务上所花费公众的钱是否是他们认为最重要的？② 这种方法提供了优先次序配置的思考方法，并有助于政策制定，但是很多实质判断留给了卫生机关，也没有提供变革的具体指

---

① *Resolving Health Care's Difficult Choices：Survey of Priority Setting in Sweden and an Analysis of Principles and Guidelines on Priorities in Health Care*，National Centre for Priority Setting in Health Care，2007.

② National Advisory Committee on Core Health and Disability Support Services，*Core Services for* 1993 - 1994，Wellington：First Report to the Minister of Health，1992.

导，并缺乏公众参与。

（五）挪威经验

挪威是最早尝试设立明确的优先级的国家之一。为应对不断增加的卫生需求，探寻如何进行优先设置，挪威首先尝试了基于价值（Value‐based）的方法，它的目标是为扩大医疗保健发展规划工具，引导资源优先配置。1985 年政府成立第一个 Lønning 委员会，阐述优先级的原则并讨论如何执行，[①] 委员会包含了卫生专家和公共成员，但没有政治家。Lønning Ⅰ（1985—1987 年）委员会基于罗尔斯理论提出了优先级原则，委员会决定将疾病的严重程度作为优先原则。优先性标准包括疾病的严重程度、治疗效果和成本效益。但是，这个框架被证明难以执行。10 年后，成立第二个委员会 Lønning Ⅱ，1997 年，该委员会修改确定优先事项的方法，委员会认为有必要将潜在效果和成本效果作为第二原则去平衡疾病严重程度，这个自下而上的过程是基于四个优先级标准：严重状况、预期收益、合理的成本效益和有质量的证据。并引入四组优先分类：① 核心和基础服务：不可或缺的服务；② 补充性服务：必不可少的，具有显著效益；③ 低优先级服务：仅有有限的收益；④ 不优先的服务：用优先级标准判断，不应由公共财政资助的服务。

（六）新西兰经验

新西兰是较早公开讨论卫生优先次序配置的国家。为遏制不断上升的医疗成本，同时保证必要的服务的良好可及，1992 年，国家核心健康与残疾支持服务咨询委员会（The National Advisory Committee on Core Health and Disability Support Services）成立。新西兰核心服务委员会的目的是提高公众认识，使公众在接受政府所界定资助的优先级服务方面达成共识。

核心委员会每年会确定政府资助的卫生服务范畴。其发布的一

---

① Norheim O., *Limiting Access to Health Care: A Contractualist Approach to Fair Rationing*, Oslo: Oslo University Press, 2003, pp. 58 – 79.

份报告《最好的健康 2.0》提出了优先级的伦理考量依据。根据该
报告，被选择的优先服务应该有明确的利益，而且是值得投资的，
要公平，要符合社会的价值观。最重要的是，应优先考虑被证实
正效应大于副作用的服务，同时评估治疗的成本效益。对于每一
种类型的治疗，有必要考虑正使用资源的方式相较于其他方式是
否公平。此外，公众的价值观也应予以考虑。新西兰已经采取了一
些措施来清晰地区分由政府确定的"公共利益"，识别特定群体受
益者并使用"用者自付"原则。新西兰核心委员会在其网站上公布
了 11 项决策标准，包括临床的安全有效、健康和独立的增益
(Health and Independence Gain)、重要性、可行性、政策的一致性、
平等、可接受性、成本效益（物有所值）、支付能力、风险、其他
合适的条件。

（七）加拿大经验

加拿大的国家或地区没有优先次序配置的一般准则，因为加拿
大的医疗服务优先次序配置主要通过许多不同的方法、过程和技术
进行设置，也很难提出统一的优先标准。优先决策依据一个相对发
达的系统进行，包括技术评估、成本效益分析和就医等待列表
(Waiting－list) 管理。没有专门的国家机关负责资源的优先次序配
置，因此相关决策主要由所在区域和地方各级领导人来决定。比如
加拿大 Calgary 地区的卫生规划的优先决策标准包括可及性/能力、
改善贫瘠地区的可得性机会、适宜性、成本更低、可持续发展/成
本效益、支持短期和长期的可持续性、协助避免有形成本、系统集
成、降低服务碎片、支持最佳使用卫生系统的要素、临床/人口健
康效益、支持重点服务人群的护理、提高临床疗效。[①]优先次序配
置的理论探讨和研究主要是基于"合理问责"框架，这意味着优先
的公平理由应该是更注重程序方面的保障而不是建立普遍而实质性

---

① Mitton C., Patten S., Waldner H. et al., "Priority Setting in Health Authorities: A Novel Approach to a Historical Activity", *Social Science & Medicine*, Vol. 57, No. 9, 2003, pp. 1653－1663.

的原则。[①]

二　明确的优先级决策原则和标准

日益紧迫的资源供需不匹配,使得政策制定者比过去更直接地关切优先次序配置问题。美国俄勒冈州、挪威、荷兰、新西兰、丹麦等国家或地区的政策制定者们已在制定"显性规则"的基础上采取了设置优先权的行动。[②] 有学者从伦理分析角度,总结了多个国家的明确优先级的方法,包括优先次序配置经验的价值观念、原则和其他规范性标准。如丹麦伦理委员会关于优先次序配置的标准包括:社会和地域公平分配的需要、严重性、疾病的预后、紧迫性、受益能力、最佳效率。具体如表3-11所示。[③]

表3-11　　多个国家和地区卫生资源配置优先原则和标准

国家	原则	标准
挪威	●优先资助和救济脆弱人群 ●需求 = 疾病负担	Lønning Ⅰ(1985—1987年) ●疾病的严重程度(主要标准) ●治疗效果 ●成本效益(成本应该和治理所带来的收益相比较,并维持在"合理"水平) Lønning Ⅱ(1997年起) ●前三项同 Lønning Ⅰ ●证据质量

① Martin, D., Singer P., Canada in C. Ham, G. Robert, eds., *Reasonable Rationing*: *International Experience of Priority Setting in Health Care*, England: Open University Press, 2003, pp. 42 – 63.

② Chris Ham, "Priority Setting in Health Care: Learning from International Experience", *Health Policy*, Vol. 42, No. 1, 1997, pp. 49 – 66.

③ Nuala Kenny, Christine Joffres, "An Ethical Analysis of International Health Priority – Setting", *Health Care Anal*, Vol. 16, No. 2, 2008, pp. 145 – 160.

国家	原则	标准
荷兰	●人的平等 ●保护人的生命 ●团结（Solidarity）	Dekker 委员会 ●无保险或经济上无法承受的风险 ●不易被取代的服务 Dunning 委员会 ●必要的治疗（从社会的角度来看需要治疗） ●有效性（治疗的有效性必须确定） ●效率（成本效益比和成本效用比） ●个人责任 不被作为优先级标准：年龄、生活方式、个人选择/信仰
瑞典	●需求：卫生和生活质量需要（包括身体、精神和其他） ●行善 ●不伤害 ●公正 ●尊重自主权和诚信 ●不与本地居民享有具有相同权益的外来人口（如难民、临时工）	●人的尊严（所有的人都享有平等的尊严） ●需要和共济（资源应该给那些最需要的人，同一人群享受同等治疗，治疗结果的平等） ●成本效益（合理的成本和效果之间的关系，目的应该是改善卫生和生命质量）。治疗效益应从个人层面评价。 不被作为优先级标准：健康收益最大化、需求或需要的原则、彩票原则、实际年龄（Chronological Age）、低出生体重/早产儿、自我损伤或生活方式所导致的疾病、社会直接或间接造成的伤害、财务和社会地位
新西兰	需要＝获益能力（个人层面）	●有效性 ●公平 ●成本（物有所值） ●可接受

续表

国家	原则	标准
丹麦	• 人的平等价值 • 团结（共济） • 安全性和安全（Security and Safety） • 自由和自我决定 • 需要 = 获益能力（个人层面）	临床的优先级： • 病情及预后 • 紧迫性 • 健康收益（治疗效果）的政治/行政的优先决策 • 社会和地域公平分配（获得基本治疗全覆盖，平等可及，相同需要同等对待和平等的健康状况） • 质量 • 成本效益 • 民主和患者的影响
加拿大	• 平等 • 公平 • 团结 • 普遍覆盖 • 透明度和问责	• 可持续发展 • 全面性 • 健康结果的公平性和可及性 • 质量和反应度（Responsiveness） • 效率和物有所值
美国俄勒冈州	健康收益最大化	• 基于质量调整生命年（QALY）的成本—效用方法（第1位） • 基于QALY的净效益的、成本信息和公众的意见（第2位）

上述国家和地区制定优先次序配置的原则和标准有许多相似之处。疾病严重程度、效果和成本效益几乎在每一个国家都被理解为确定优先级的基础和明显的出发点。以需要为基础和疾病严重程度是多国优先次序配置的关键原则。效果也是很多国家很重要的优先次序配置判定基础，如挪威、丹麦、荷兰和新西兰都表明，已证明疗效的治疗应优先考虑，成本效益是确定优先事项的重要原则。这些国家间的相似性还体现在明确甄别哪些不应纳入优先次序配置考虑的标准。

　　美国俄勒冈州、荷兰的标准中出现了以个人责任作为优先决策的标准，个人责任的划分区分了公共支出和私人付费的边界，卫生费用研究的实质是如何科学合理划分国家、市场、社区、个人的责任边界，并明确健康权利义务的性质，而关键则是确定疾病性质是纯粹的个人麻烦、个人不幸，还是典型公共政策议题。① 个人责任在某种程度上可以起到控制总费用和道德风险的正向作用，强调人们应当遵循健康的社会方式，比如戒烟等行为可以对公共卫生和人群健康起到正向作用，但是对于福利社会而言，过度僵化严苛的个人责任划分可能会挫伤团结原则所带来的共济性，或者是丧失对弱势人群的救助，因为不良生活方式不仅和个人自由选择相关，比如贫困人群的贫弱状况一定程度源自出生时的阶层差异，继而为缺乏教育和正确生活指引所恶化，过分强调个人责任与平等主义的"扶弱"观有所背离。个人应当拥有卫生保健的权利，当保健被确定为公平和需要的时候，社会具有提供这种保健的道德义务。但是社会责任与个人责任是一种平衡关系，个人有责任维护他们自己的健康，而社会有责任在他们需要的时候提供可及的卫生保健。

　　另外关键的优先次序配置的出发点是公正或平等的治疗。挪威的观点是，所有的患者在相同的情况下都应受到同等待遇。丹麦和芬兰持相同的观点，认为人们在相同的情况下，应给予平等获得健康的服务。正如亚里士多德关于公正的论述，给予相同的人相同的待遇，不同的人不同的待遇，这一论述涉及资源配置的水平公平和垂直公平问题，给同样的人不同的待遇，以及给不同的人同样的待遇都是不公平的。以上国家以此哲学思想为基础，设立同一层次人群同等待遇原则的同时，也通过团结原则关照不同层次人群间的共济问题，这些都是公平分配在国家宏观层面政策伦理的基础。

　　比较有特色的是荷兰、丹麦、加拿大等国家将团结原则确立为

　　① 刘继同：《个人疾病痛苦与公共政策议题：重塑公共卫生政策角色》，《卫生经济研究》2005 年第 10 期。

基本原则，这一原则在中国语境下并不常见，笔者更偏向于理解为不同阶层人群之间的互助共济，这种共济一般在福利国家通过保险、税收等形式开展。团结原则主要是指弱势人群的需要应当给予特殊照顾，它和需要原则不同，需要原则是指我们应当将资源投入已知的医疗需求，而团结原则是指我们应当投入资源去捕获（Capture）未知、未察觉的医疗需求。瑞典报告所定义归纳的团结原则包括：①治疗的平等机会；②在可能的范围内进行平衡，（创造）一个好的生活的机会；③高度关注那些无法表达自己需求的人，并评估他们的卫生需求；④高度重视需求评估的有效干预措施，甚至包括个人无症状的需要。团结原则的好处是可以依靠同其他个体的合作来获得安全保障，与其他个体的合作而进行的预防措施被定义为集体预防。根据团结原则，医疗保险保费的缴纳取决于收入，但保险金的支付不取决于能力，当涉及等价原则时，必须明确风险及收入差的弱者不会被排除在保险之外。另外两种集体预防措施是供养和救济，供养情况下，患者得到相同的卫生服务，而不论其个别需要或支付能力如何，救济主要是针对特殊生活困境所提供的服务，社会救济是体现团结原则的一个实例。

但是，以上许多标准仅仅是建立在经验基础上的概念，如质量、效果、成本效益、效率和物有所值。如果缺乏一些与健康状况相关的关键因素数据，如疾病的人口分布、残疾的风险因素等，不同的人群、不同的相对需求和成本效益将不会被考量，这无疑会阻碍优先次序配置实践工作的开展。[①]

三 我国卫生资源优先次序配置的优先标准和重点领域

要更公平地分配资源，首先应明确相关的优先分配标准和优先项目，这也是国际卫生资源政策制定的大趋势。

（一）我国明确的优先标准制定

公共管理理论认为，官僚决策至少有 3 个影响因素：实现管理

---

① 晚怡：《福利社会卫生资源优先配置的伦理标准探析》，《道德与文明》2014 年第 2 期。

功能的组织特征、组织所服务的人群、决策者的个人特质（偏好）。
Scott 认为组织因素（不同层级决策）是最有影响力的，其次是人群
服务属性，个人决策特质是最不具影响力的因素。其他学者指出，
个人决策部分由决策者个人预见能力以及在政治环境中创造的机会
所决定，并能预见其决策行为可容忍他这么做。[①]

地方卫生官员决策会与组织的人群和个人层面的因素相关，与
组织相关因素包括各级政府实践公共卫生的准则（Rules）、治理主
体的监督水平、地方不同层级卫生官员所获得资源、人力、财力以
及供需。与人群层面相关因素包括人群卫生需求水平、人群卫生水
平决定因素、人群规模、除地方卫计委外是否有其他供方以及公众
期待。而个人层面因素包括：专业水平和地方卫生官员公共卫生相
关经验，地方卫生官员与其他一些治理主体的工作关系本质，如对
地方卫生委员会官员的沟通与信赖水平，地方卫生官员为审议寻找
机会能力、政治敏锐（Acumen）或个人创新力。[②] 一项针对加纳卫
生系统的资源分配决策及公平的影响因素实证研究发现，卫生人力
资源可及性、地方利用资金的能力、卫生部门筹资方参与并承诺促
进公平被认为资源分配有相当大的影响。然而，这些因素不是资源
分配过程的充分条件。研究表明，加纳需要一个以需要为基础的更
透明的资源分配制度，同时需要考虑的关键问题包括能力（落后）
限制、不公平的人力资源分布和资方指定用途的资金（Donor – ear-
marked Funding）。[③]

决策有很多来源途径、立法语言缺乏清晰指令等，都可以为公
共管理者创造弹性机会。因决策观念和法律术语的不确定性不同，

① Scott P. , "Assessing Determinants of Bureaucratic Discretion: An Experiment in Street
– Level Decision Making", *Journal of Public Administration Research and Theory*, Vol. 7, No. 1,
1997, pp. 35 – 57.

② Baum N. , Gollust S. , Goold S. , Jacobson P. , "Ethical Issues in Public Health Prac-
tice in Michigan", *American Journal of Public Health*, Vol. 99, No. 2, 2009, pp. 369 – 374.

③ A. D. Asante, A. B. Zwi, "Factors Influencing Resource Allocation Decisions and Equity
in the Health System of Ghana", *Public Health*, Vol. 123, No. 5, 2009, pp. 371 – 377.

尽管立法能制造一些限制性疆界，比如筹资体制直接影响公共卫生不同层级的决策，但有很多决策者能够自由设定政策目标以适应地方民众的需求。[①] 公共决策管理文献开始研究官僚层级与实现目标效果潜能之间的联系。有学者观测到，更高层级决策的管理者更愿意去促进他们特定目标的实现，[②] 关于公正与决策之间的规律是，个人行政层级越高，其关于公正决策价值观对政策最终执行所起的决定性作用越大。[③]

有学者进一步对卫生资源优先次序配置决策标准和影响因素展开分析，认为当进行配置决策的时候，会有以下途径被惯常使用：咨询同事，与当地卫生部门同事、国家卫生部门同行商量，咨询卫生委员会或县议会，政府配置指南，经济分析如成本效益分析、方案预算编制和边际分析，进行需求评估，使用决策工具或优先排序工具。这里面隐含的处理方式包括同行会商、经济学评估、需求评估、科学决策方法的使用。而一些决策的影响因素包括历史配置（以前年度的财政预算案）、人员、人力资源投入、不愿裁员、卫生部门的其他同事、国家卫生部门的投入、配置政府指南、卫计委的投入、县议会的投入、公众的期望、直接的公共投入（如公共会议）、活动的有效性、效果的经济分析、决策工具的使用结果、社区需求评估结果、社会活动的单一供方。

结合我国卫生资源配置政策决策情景，我们通过专家咨询和卫生行政机关相关人员访谈，发现在卫生优先分配抉择过程中，决策者经常考虑的优先标准包括公平分享、参照上一年度的资源配置情况、优质资源广覆盖、群众满意度、重大疾病风险、疾病负担、成

① Leys W. , "Ethics and Administrative Discretion", in Worthley J. , ed. , *The Ethics of the Ordinary in Health Care*, Chicago: Health Administration Press, 1997, pp. 83 – 101.

② Sowa J. , Selden S. , "Administrative Discretion and Active Representation: An Expansion of the Theory of Representative Bureaucracy", *Public Administration Review*, Vol. 63, No. 6, 2003, pp. 700 – 710.

③ Kelly M. , "Theories of Justice and Street – Level Discretion", *Journal of Public Administration Research and Theory*, Vol. 4, No. 2, 1994, pp. 119 – 140.

本效益最大化、卫生系统整合、政绩考核、资源的可持续性发展、地方财政可承受、循证卫生决策、管理经验。此外，从公众视角来看，卫生资源分配本身富含价值负载（Value - laden）的选择，理应体现民众更广泛的价值观如平等、责任与公正，这些伦理标准也应融入"显性"标准之中。在不同的资源分配情境中，以上显性标准对于微观决策行为的影响权重并不相同，也会不同程度地影响卫生资源分配公平性导向的宏观效果，需要引起充分关注。

（二）我国明确的优先项目制定

除了明确开展优先分配的决策标准，更需要在此基础上进行优先领域的限定和选择。公平分配的实现路径前置问题即是确定优先分配重点内容，即优先项目。优先项目的确定有助于集中优势力量解决最迫切的问题，应本着重要性、可行性、有效性原则进行甄选。

为持续规范国家基本公共卫生服务项目管理，卫计委发布《国家基本公共卫生服务规范（2015 年版）》。该规范是政府层面对基本公共卫生项目进行的优先筛选，包括 13 项内容，即城乡居民健康档案管理、健康教育、预防接种、0 ~ 6 岁儿童健康管理、孕产妇健康管理、老年人健康管理、慢性病患者健康管理、重型精神病患者健康管理、结核病患者健康管理、中医药健康管理、传染病和突发公共卫生事件报告和处理以及卫生监督协管服务规范。

2012 年 8 月，卫生部发布的《健康中国 2020 战略研究报告》是对全国卫生资源优先分配的系统思考。由公共政策、药物政策、公共卫生等领域的 400 多位专家学者参与，根据公平性及前瞻性、危害的严重性、影响的广泛性、明确的干预措施的原则，筛选出了针对重点人群、重大疾病及可控健康危险因素的 3 类优先项目及 21 项重点领域，具体包括：重点人群的母婴健康、改善贫困地区人群健康、职业健康、重大疾病的重点传染病控制、重点慢性病防控、伤害监测和干预；针对健康危险因素的环境与健康、食品安全、全民健康生活方式、减少烟草危害；实现"病有所医"的医疗卫生服务体系建设、卫生人力资源建设、强化基本医疗保险制度、促进合理用药、保障医疗安全、提高医疗卫生服务效率、公共安全和卫生应急行动、推动科技创新、国家健康信息系统、中医药等传统医学、发展健康产业。以上是就整个卫生系统的重点。2012年，我国发布的"十二五"卫生规划中与公共卫生领域资源分配密切相关的内容见表3-12。

表 3-12 　　　　　"十二五"期间公共卫生重点发展领域

重点发展领域	重点项目	具体内容
公共卫生服务体系建设重点工程	重大疾病防控体系建设	一是针对严重威胁群众健康的传染病、地方病等重大疾病，加强防控能力建设，支持承担重大疾病防控任务的各级公共卫生机构建设；二是重点加强国家级鼠疫菌毒种保藏中心建设
	卫生监督体系建设	支持基层卫生监督机构业务用房建设和基本设备购置。完善饮用水卫生监测网络
	农村急救体系建设	改扩建县级急救机构业务用房，配置必要的急救设备和救护车。进一步完善突发公共卫生事件应急救治网络
	食品安全风险监测体系建设	为省级、地市级疾病预防控制机构配置实验室检验检测设备
国民健康行动计划	防控重大疾病	重点传染病防控（艾滋病、结核病、乙型肝炎、血吸虫病等），扩大国家免疫规划，人畜共患病防治，重点地方病防控，重大慢性病防控，精神疾病防治
	保障重点人群健康	母婴平安（农村孕产妇住院分娩补助、降低孕产妇死亡率和消除新生儿破伤风项目、出生缺陷综合防控），农村妇女宫颈癌和乳腺癌检查，农村地区儿童健康改善，农民工健康关爱，职业健康，白内障患者复明，健康学校

续表

重点发展领域	重点项目	具体内容
国民健康 行动计划	控制健康 危险因素	突发事件卫生应急，饮用水安全与环境卫生（农村改水改厕、饮用水卫生监测），医疗质量和安全，食品安全保障（标准制定与跟踪评价、风险监测和评估、事故调查处置能力建设），全民健康生活方式及健康素养促进，血液供应和安全
卫生人才与 科技基础设施 重点工程	重大专项	基层医疗卫生人才支持计划，医学杰出骨干人才推进计划，紧缺专门人才开发工程，中医药传承与创新人才工程，医师规范化培训工程
	重点工程	全科医生临床培养基地建设
	医学科研基地建设	加强卫生部重点实验室能力建设
医药卫生 信息化建设 重点工程		推进基层医疗卫生信息化建设。建设三级医院与县级医院远程医疗系统，加强公立医院信息化建设

资料来源：摘取《"十二五"期间深化医药卫生体制改革规划暨实施方案2012—2015》。

　　结合大量国外相关文献以及 WHO、世行等组织对发展中国家优先项目[1]的建议，以及我国医改政策导向与重庆市卫生政策新进展，优先项目的设置除了参照权威机构的相关建议结论以外，也对国外密切相关文献的量表进行翻译，萃取适合我国国情的问题，同时开展两轮专家咨询，对优先项目进行筛选。实现公平分配最有效的方法是加强对公共卫生项目的投入，笔者认为，我国卫生资源优先次序配置应重点考虑的优先项目包括基本药物、医疗保险、慢性病防治、母婴保健、城乡医疗救助、弱势人群保健、重点传染病防治、健康教育与健康促进、适宜技术、中医药和民族医药、食品和药品监督管理、卫生信息化建设、抑郁症等精神疾病防治。

---

[1] ［美］Dean T. Jamison：《全球卫生优先事项》，张炜译，中国财政经济出版社2006年版，第172—186页。

在明确分配标准并确定优先项目后，卫生资源的公平分配的后续行动应以公共理性为基础，以医疗品质、可及性保障为前提，以合理成本，有序、及时地进行，要坚持公益性主导方向，运用新公共管理和普惠型福利思想，以可持续发展观去指导公平卫生资源分配活动。

第四章　我国卫生资源优先次序
配置的实证研究

第一节　我国卫生资源配置的公平性评价

本章采用公平基准（BF）评价卫生资源供需的公平性。通过公共卫生需求优先指数（IPHS）和卫生资源分布指数（IRD），对我国卫生资源状况开展纵向比较和横向比较，将着重从近年来卫生资源投入的变化趋势、不同地区卫生资源配置的公平程度、卫生资源供需匹配程度三方面展开。

一　卫生资源分布公平基准评价方法引介[①]

美国在 20 世纪 90 年代曾热烈讨论医疗改革，政府与民间都提出不同的改革方案，哈佛大学教授丹尼尔斯与另外两位学者莱特（Donald W. Light）、克普兰（Ronald L. Caplan）合作，依据公平性的理念，对一些重要和具有代表性的方案进行比较分析，评估各个医疗改革提案的合理性，并于 1996 年提出评估美国医疗改革方案的十个公平基准（Benchmarks of Fairness），以评价不同方案的公平性，旨在帮助人们厘清医疗改革中关涉公正与公平的重要因素。这些公平基准包括医疗保健的普遍覆盖、通过减少非财务性障碍实现

[①] 本节部分内容参见笔者与贺加所著文章《卫生资源配置公平基准评价框架及其对中国的借鉴》，《中国医学伦理学》2014 年第 2 期，在此基础上经过了进一步内容拓展和修改。

普遍覆盖、综合效益、社会评价的公平筹资、依购买力而论的公平筹资、医疗效率的物有所值（Value for Money）、财政效率的物有所值、公众问责性、可比性（Comparability）、消费者的选择度。具体评价方法是，以改革方案分别对应十个基准进行评分，评价方法选择 -5—+5 的某个数值（0 为保持现状）；或用定性评价（从 - - -到 + + +），最后以平均分来比较不同医疗改革方案的公平性。[1]这些最初用于评估美国医疗改革的"公平"基准被推广到多个发展中国家，如哥伦比亚、墨西哥、巴基斯坦、泰国等，作为政策工具以评估卫生系统改革。尽管各国的历史、政治和文化背景有较大差异，但这种公平基准评价被广为认同。[2] 为适应当地的卫生发展目标和卫生情境，经过不断修正，最终形成 9 个基准（见表4 -1）。

表 4 -1　　　　　　　　　　九个公平基准及其目标[3]

	公平基准	公平基准的目标
B1	跨部门的公共卫生	公平
B2	公平可及的财政障碍	公平
B3	卫生服务可及性的非财政障碍	公平
B4	综合效益的分层	公平
B5	公平筹资	公平
B6	效能、效率和质量的提高	效率
B7	行政效率	效率
B8	民主问责和赋权	问责
B9	医患双方自主权	问责

① Norman Daniels, Donald W. Light, Ronald L. Caplan, *Benchmarks of Fairness for Health Care Reform*, New York: Oxford University Press, inc., 1996, pp. 1 - 9.

② Daniels N., Bryant J., Castano R. A. et al., "Benchmarks of Fairness for Health Care Reform: A Policy Tool for Developing Countries", *Bulletin of the World Health Organization*, Vol. 78, No. 6, 2000, pp. 740 - 750.

③ Norman Daniels, "Toward Ethical Review of Health System Transformations", *American Journal of Public Health*, Vol. 96, No. 3, 2006, p. 449.

公平基准（BF）评价加强了对于实现公平目标的关注，而公平是曾经一度被忽略的卫生改革目标。在20世纪末，世界银行和国际货币基金组织等国际机构推动私有化、个人支出（疾病的个人责任）、权力下放等改革，这种以市场为导向的改革提高了效率却牺牲了公平。近来，虽然国际注意力集中在健康的不平等和更好的治理方面，但对公平目标的关注仍显不够。[①] WHO 提出三项卫生系统绩效评价指标即健康状况的改善、人群期望的反应度（Responsiveness）、财务负担的公平性，主要用于国家间的卫生系统绩效排序。但这种对各国卫生系统绩效排名带来的诸多争议让政治议题浮出水面，使得对国家卫生系统的评估变得非常复杂而且敏感。[②] 而与上述评价不同的是，公平基准（BF）评价旨在揭示各种复杂改革模式对公平所产生的不同影响，可以给当地决策者或者其他更广泛的人群提供更多信息以推动改革，它适用于国内和省间比较，可以对改革效果进行监控评价。公平基准评价所需的与人群相关的信息比较容易获得，也适合现阶段发展中国家薄弱的卫生信息基础。[③]

二　我国卫生资源配置的公平性评价

（一）评价方法介绍

公平基准评价作为政策工具正在发展中国家推广，危地马拉的实践紧密围绕卫生资源评价。危地马拉是中等收入国家，近年来探索医疗改革的公平性，开展了很多与我国相似的卫生改革措施，包括分权、融资、改善基本卫生服务广覆盖等。丹尼尔斯和弗洛雷斯（Daniels & Flores，2004）以公平性基准为基础，评价卫生改革对公

---

① Norman Daniels, Walter Flores, Supasit Pannarunothai et al., "An Evidence - based Approach to Benchmarking the Fairness of Health - sector Reform in Developing Countries", *Bulletin of the World Health Organization*, Vol. 83, No. 7, 2005, pp. 534 - 539.

② 和经纬：《全国性医疗卫生政策评估的方法论策略——墨西哥全民医保政策评估的经验》，《公共管理评论》2009年第1期。

③ 嵘怡：《我国公共卫生资源配置的公平性评价研究——基于公平基准方法的实证分析》，《中国卫生经济》2014年第33卷第1期。

共卫生服务递送的影响。[①]围绕基准 3——卫生服务可及性的非财政障碍，研究包括因地域、性别、文化和歧视所产生的公平障碍，其中针对卫生资源不公平的地域分布研发 2 个指标，即卫生服务优先指数（Index of Priority for Health Services，IPHS）和资源分布指数（Index of Resources Distribution，IRD）来测算基本卫生服务优先需求度和资源充沛度。

卫生服务的优先指数（IPHS）（取值范围 0.01—0.99）是利用常规信息识别基本卫生服务覆盖率较低的地区，数值越高说明离理想公共卫生效果差距越大，该地区越应向人群优先提供基本卫生服务，具体算式如下：

$$IPHS = \left(\frac{Ciin - CDxin}{Ciin} \right) + \left(\frac{Ciap - CDxap}{Ciap} \right) + \left(\frac{CIPHS - CDxps}{CIPHS} \right) \quad (1)$$

其中，Ciin 为理想的免疫接种覆盖（固定值 100%）；

CDxin 为某个区的免疫覆盖率；

Ciap 为理想的产前检查覆盖率（固定值 100%）；

CDxap 为某个区的产前检查覆盖率；

CIPHS 为理想的覆盖住院分娩率（固定值 100%）；

CDxps 为某个区住院分娩覆盖率。

资源分布指数（IRD）是一个加权指数，衡量不同地域的基本卫生资源分布，数值越高说明该地区较其他区域而言资源更充沛，具体算式如下：

$$IRD = (GPDx \times 0.4) + (MDx \times 0.3) + (FDx \times 0.3) \quad (2)$$

GPDa　MDa　　　　　　FDa

其中，GPDx 为某区人均卫生总费用；

GPDa 为人均最高的支出（纳入同类观测数据中的最大值）；

MDx 为某区每千人口卫生技术人员；

MDa 为每千人口卫生技术人员最大值（纳入同类观测数据中的

---

① Daniels N., Flores W., *An Evidence - Based Approach to Benchmarking Fairness in Health Sector Reform in Latin America*，WHO，2004.

最大值）；

　　FDx 为某区每千人口的卫生设施（以医疗卫生机构和卫生院床位计算）；

　　FDa 为每千人口的卫生设施最大值（纳入同类观测数据中的最大值）。

　　这两个公式所计算的数值常用作对比来进行公平性评价，假定在公平的前提下，IPHS 值越高说明优先级越高，当地居民对公共卫生服务需求越高，IRD 值也应更高才能满足卫生需求。但是，在不公平的情况下就会出现相反的情况，即需求越高的地区（IPHS 越高）资源却越少（IR 值越低）。

　　评价一个地区基本公共卫生服务综合情况，应从公平性原则出发，考虑卫生资源布局的合理性，需要（IPHS）和供给（IRD）匹配才更有利于资源的合理配置和有效利用。如前所述两个指数常用作对比来进行公平性评价，提出以下假设。

　　H0：在公平的前提下，IPHS 值越高，IRD 值也应越高，即优先级越高，当地居民对公共卫生服务需求越高，资源更充沛才能满足卫生需求。

　　H1：在不公平的情况下，IPHS 越高，IR 值越低，即基本公共卫生服务需求越高的地区可获得的资源越少。

　　（二）数据来源和测算方法

　　研究最新卫生状况主要参照 2011 年统计年鉴，即观测所得为 2010 年的资源状况。数据主要来源于各年度的《中国统计年鉴》《中国卫生统计年鉴》、各省统计年鉴和卫生统计年鉴、《中国卫生总费用研究报告 2011》、世界银行和世界卫生组织相关网站。

　　其中，IPHS 公式中的免疫覆盖率主要采用 1 岁儿童免疫接种率，但卫生统计年鉴仅发布国家整体情况，而没有统一发布各省的情况，各省免疫率数据主要通过查询各省卫生统计年鉴、卫生官方信息发布、省级卫生事业发展规划报告、国际和省级免疫规划进展工作总结、中国经济社会发展统计数据库等获得。IRD 公式中的每千人口的卫生设施以医疗卫生机构和卫生院床位计算；另外，因为缺少部分省的人均卫生费用①，所以 2010 年分省人均卫生费用数据来源于测算值。

为观测中国资源分布趋势和各省资源分布情况，以评价相关公平性问题，将相关数据导入卫生服务的优先指数（IPHS）和资源分布指数（IRD）的公式进行各省情况测算。公平性评价也按地域分布东、中、西三个地区进行，东部是经济最发达的地区，国内文献研究提示资源投入呈现东部偏好。其中，按照《中国卫生统计年鉴》（2011）的划分，东部地区包括北京等 11 个省市，中部地区包括黑龙江等 8 个省，西部地区包括内蒙古等 12 个省市区。

（三）结果

利用 IRD 和 IPHS 指数的分析评价我国卫生资源配置的公平性，将着重从近年来卫生资源投入的变化趋势、东中西部地域配置的公平程度、卫生资源供需匹配程度三方面展开。经过测算得到各省的 IRD 和 IPHS 值（见表 4 - 2）。因官方发布数据仅显示年度或各省的总体免疫率，而未分列农村和城市的免疫率，因此 IPHS 指数没有测算城乡二元变化，仅对 IRD 指数进行城乡二元测算。

1. 卫生资源供需的纵向比较

以 2005—2010 年卫生资源供需趋势分析（见图 4 - 1），资源投入逐年增长，资源充沛度（IRD）有所提升，而公共卫生服务优先度（IPHS）下降。

经测算得到 2005—2010 年基本卫生资源分布趋势（见图 4 - 2）。虽然近年来国家整体卫生资源分布总量呈现上升态势，特别是 2009 年启动新一轮医改后，增长幅度较往年有明显提升，但就增长率而言，仍旧是城市远大于农村。

---

① 肖龙华、雷海潮：《中国省级卫生总费用快速推算方法与应用研究》，《中国卫生经济》2012 年第 31 卷第 5 期。

表 4 - 2　　　　　　　　2013 年各省市区基本卫生资源情况

东部地区（11 个）			中部地区（8 个）			西部地区（12 个）		
省市区	IRD	IPHS	省市区	IRD	IPHS	省市区	IRD	IPHS
北京	0.99	0.04	山西	0.43	0.10	内蒙古	0.43	0.07
天津	0.62	0.02	吉林	0.45	0.19	广西	0.30	0.14
河北	0.35	0.08	黑龙江	0.43	0.19	重庆	0.35	0.15
辽宁	0.47	0.07	安徽	0.29	0.27	四川	0.33	0.17
上海	0.80	0.13	江西	0.27	0.07	贵州	0.25	0.29
江苏	0.39	0.05	河南	0.31	0.11	云南	0.32	0.18
浙江	0.49	0.04	湖北	0.34	0.11	西藏	0.29	0.97
福建	0.34	0.03	湖南	0.33	0.08	陕西	0.37	0.13
山东	0.40	0.12				甘肃	0.33	0.15
广东	0.40	0.11				青海	0.40	0.34
海南	0.34	0.10				宁夏	0.41	0.03
						新疆	0.50	0.09

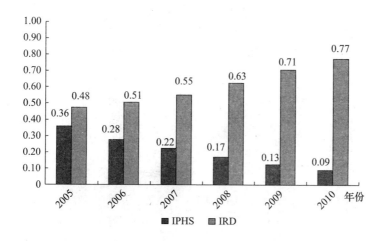

图 4 - 1　2005—2010 年我国 IPHS 和 IRD 趋势比较

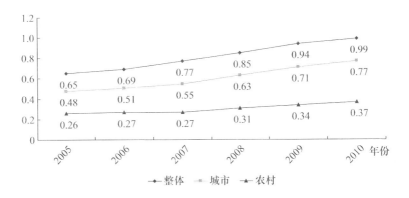

图 4 - 2 2005—2010 年基本卫生资源分布（IRD）趋势

2. 卫生资源配置的东中西部横向比较

2010 年东中西部卫生服务优先度（资源需求）方面（见图 4 - 3），东部地区总体 IPHS < 0.2，中部地区总体 IPHS < 0.3。东部地区各省市差异较小，显示出较强的均衡性；而中西部地区各省市区差异较大，公平性程度各异，西藏有明显的 IPHS 需求极值（0.97），即公共卫生服务工作迫切需要优先，优先度较高的地区还有青海（0.34）、贵州（0.29），以及中部地区的安徽（0.29）、江西（0.27）。2010 年东中西部资源供给方面（见图 4 - 4），东部地区的北京（0.99）、上海（0.80）资源充沛度明显高于其他省市区，而中西部地区各省市区较为趋同，差异度小。

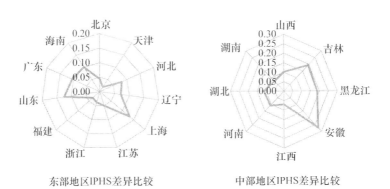

东部地区IPHS差异比较　　　中部地区IPHS差异比较

图 4 - 3 2010 年公共卫生服务优先度（IPHS）东中西部比较

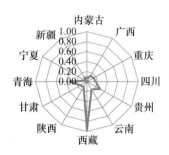

西部地区IPHS差异比较

图 4 - 3　2010 年公共卫生服务优先度（IPHS）东中西部比较（续）

2010 年东、中、西部卫生资源供需不匹配在个别省市区如北京、西藏比较明显（见图 4 - 4）。

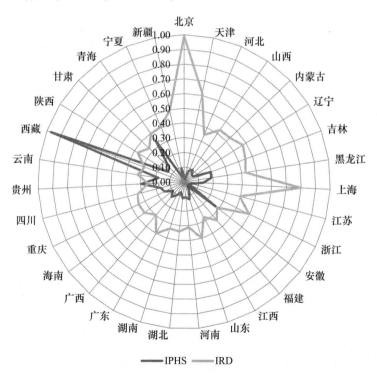

图 4 - 4　2010 年卫生资源供需情况东、中、西部比较

3. 卫生资源供需匹配分析

对各省市区 IPHS 和 IRD 数值进行顺位排序（见图 4 - 5），顺位匹配线越平行公平度越高，但较多省市区仍显示出不匹配现象。个别省如海南、湖南等供需相对平衡，而更多省市区的供需配置交错，特别是出现排序前几位和后几位省市区的极值交叉，其中供给资源缺乏地区如西藏、青海、贵州等，资源充沛度明显不足，公共卫生服务开展较好的地区如北京、天津等则资源过度集中。

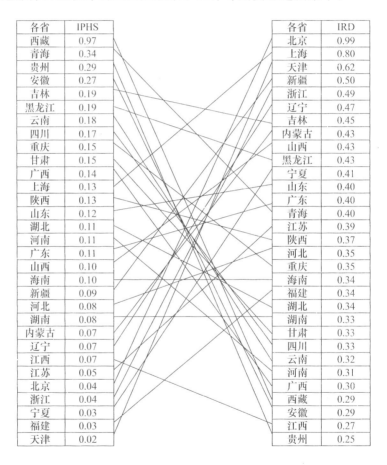

各省	IPHS
西藏	0.97
青海	0.34
贵州	0.29
安徽	0.27
吉林	0.19
黑龙江	0.19
云南	0.18
四川	0.17
重庆	0.15
甘肃	0.15
广西	0.14
上海	0.13
陕西	0.13
山东	0.12
湖北	0.11
河南	0.11
广东	0.11
山西	0.10
海南	0.10
新疆	0.09
河北	0.08
湖南	0.08
内蒙古	0.07
辽宁	0.07
江西	0.07
江苏	0.05
北京	0.04
浙江	0.04
宁夏	0.03
福建	0.03
天津	0.02

各省	IRD
北京	0.99
上海	0.80
天津	0.62
新疆	0.50
浙江	0.49
辽宁	0.47
吉林	0.45
内蒙古	0.43
山西	0.43
黑龙江	0.43
宁夏	0.41
山东	0.40
广东	0.40
青海	0.40
江苏	0.39
陕西	0.37
河北	0.35
重庆	0.35
海南	0.34
福建	0.34
湖北	0.34
湖南	0.33
甘肃	0.33
四川	0.33
云南	0.32
河南	0.31
广西	0.30
西藏	0.29
安徽	0.29
江西	0.27
贵州	0.25

图 4 - 5 各省市区卫生资源供需顺位匹配情况

将各省市区 IRD 和 IPHS 数值放入 SPSS13.0 进行偏相关分析，并加入地域因素作为影响因素按各省市区所在东、中、西地域分层，并分别赋值 1、2、3 进行偏相关分析。

在偏相关矩阵中，公共卫生服务优先级（IPHS）和地域因素相关为 r = 0.396，p = 0.014，存在正相关，即越往西部，基本卫生服务优先度越高（需求越大）；卫生资源指数 IRD 和地域存在负相关关系，r = − 0.429，p = 0.008，即越往东部，卫生资源供给量越充足。但控制地域差异因素后，相关系数分布为 r = − 0.127，p = 0.505，不具有统计学意义，即认为 IPHS 和 IRD 不相关。优先需求和实际供给之间没有呈现出关联，一定程度上也说明现有配置状况不合理，因为要有效利用资源，供需之间应有较敏感的对应关系。

4. 讨论

就近年来卫生资源投入的变化趋势而言，近年来全国公共基本卫生服务的总需要量在下降，与理想卫生干预目标效果的差距在不断缩小，也显示出随着新医改推进，我国公共卫生领域取得一定成绩，民众基本卫生需求得到不断满足。近年来资源增长率仍是城市大于农村，并未脱离"亲富"现象。

就东中西地域配置的公平程度而言，通过对 2010 年各省市区 IPHS 和 IRD 比较发现，基本公共卫生服务需求优先度（IPHS）方面，东中部地区低于西部地区，卫生资源充沛度 IRD 呈现明显东部偏好，中西部地区总体资源充沛量仍局限在中等偏下配置范围。公共卫生服务的提供和需求并未实现均衡，而供求矛盾折射出资源配置的不公平性，不少地区存在相反情况，即需求越高的地区（IPHS 越高）资源越少（IR 值越低），因而总体公平性较弱。有一些极端的例子，如西藏基本公共卫生需求最高而卫生资源供给严重不足，北京资源过于集中，卫生资源区域分布不公平现象明显。

就卫生资源供需匹配程度而言，很多地区并没有满足前述关于公平性的假设，即"H0：在公平的前提下，IPHS 值越高，IRD 值也应越高"，而更符合 H1 假设，即很多地区呈现供需不匹配。加入地域因素后的偏相关分析显示供需不相关，虽然影响卫生服务需要量有多种介入因素，如人口数量及年龄性别构成、社会经济因素、文化教育、卫生服务质量及设施、医疗保健制度、气候地理条件、行为心理、婚姻与家庭等，公共卫生服务优先度（IPHS）公式本身并没有富含更多细节化、个性化的因子，比较宏观和粗略地评价卫生需求的优先程度问题，也会干扰供需之间的统计学关联程度。但总体而言，地域之间、省际的供需不公平现象依然比较严重。

5. 结论

总体来看，我国卫生资源的不公平体现在省际供需不匹配，卫生资源需求优先级和卫生资源供给很大程度上出现错位，东中西部地区的差异程度不一，东部地区的均衡性优于中西部地区，但卫生资源分布过于集中，而西部有部分省市区资源不足却有公共卫生服务的刚性需求，比较 2010 年和 2013 年的情况，这种矛盾随着新医改政策的推动有所缓解，但资源供需状况和分布均衡仍旧需要优先进行调整。

三 实现卫生资源配置的路径设计重点

哈佛大学公平基准理论研究团队，为了对卫生资源领域实施公平性评价，加强特异性和针对性，提出修正 5 个新基准及其分标准，如表 4 - 3 所示。我国可以借助这些公共卫生领域的新基准，推动卫生资源配置公平性改革实施重点，制定有效的社会卫生策略。

表 4 - 3　　　　　　　　公共卫生领域的公平性评价基准

基准	内容
基准 1：跨部门的公共卫生	
基准 2：全面普及公共卫生干预措施	预防性服务、治疗、大病统筹的社会保险、减少资金方面的障碍、减少非财务的障碍
基准 3：公平可持续性筹资	卫生筹资的公平性 公共筹资的可持续性
基准 4：确保提供有效的公共卫生服务	技术质量（标准治疗指南） 效率（投入和产出的关系） 病人满意度
基准 5：问责	社会参与，评估和监测卫生服务以及资源分配方面的不公平

资料来源：http://www.hsph.harvard.edu/benchmark/.

　　当下中国卫生资源配置缺乏清晰的规划，卫生资源分配流向的扭曲加剧城乡之间、地域之间、预防与治疗之间资源配置不平衡。卫生资源供给的政府激励、财政保障、筹资机制依然存在问题，[①]政府打破现有资源格局的革新性动力和能力存在不足，这导致各地政府资源治理方式偏向路径依赖，而历史配置方式无法适应卫生需求、收入、未来人口趋势、地理位置及其他因素。卫生资源供给走向平衡有赖于一个包含以政府治理体制改革为基础的综合性改革，而这也取决于各级政府能否真正推行新医改"利贫扶弱"配置改革理念，通过有效的社会卫生策略改变过于集中的马太效应，向需求优先度高的地区予以转移。

　　以公共卫生领域评价基准1和基准5来衡量，当下中国卫生系统运行在这两方面较为薄弱。公共部门治理、宏观经济与社会政策环境等因素可能会制约卫生体制的完善。跨部门的公共卫生合作需要卫生、财政、人事、改革发展等职能部门的通力协作，而多部门联合一直存在问题，比如食品安全就是集中的体现。[②] 除了中央政府大力推行的垂直性财政投入的公共卫生项目与专项转移支付，财政分权体制下的地方政府配套支持也非常重要。导致我国卫生和其他社会服务公共支出不够公平的原因可能是省和省以下级政府的激励机制不完善。地方政府和服务提供机构尚未将公共支出的公平性作为有影响力的绩效考核指标，地方政府尚未建立相应的问责制以使地方官员为卫生事业发展的公平性与公共支出的公平性负责。[③] 在地方卫生发展成果与公共资源配置中引入公平性考核指标，

　　① Hana Brixi, Yan Mu, Beatrice Targa et al. , *Equity and Public Governance in Health System Reform: Challenges and Opportunities for China*, The World Bank, 2011.

　　② Hanson, "Expanding Access to Priority Health Interventions: A Framework for Understanding the Constraints to Scaling - up", *Journal of International Development*, Vol. 15, No. 1, 2003, pp. 1 - 14.

　　③ Guo Y., Kenji Shibuya, Gang Cheng et al. , "Tracking China's Health Reform", *Lancet*, Vol. 375, No. 9720, 2010, pp. 1056 - 1058.

这对于制定卫生体制改革的监测与评估框架来说也同样是一大挑战。①

就卫生资源公平性评价的基准 2 而言,我国的公共卫生服务干预措施已取得较好的成绩,如我国《卫生事业发展"十二五"规划》中强调的精神卫生、慢性病防治、传染病预防控制、老年护理、康复医疗、食品安全等领域的公共卫生项目,以及新医改中央财政专项所增加的六大公共卫生项目,包括乙肝疫苗接种、叶酸补充、预防氟中毒、农村妇女宫颈癌筛查、白内障复明、农村改水改厕等,2012 年新近出台的《关于开展城乡居民大病保险工作的指导意见》更是避免以城乡居民发生家庭灾难性医疗支出为目标的重要社会政策。

就基准 3 和基准 4 而言,依照国际标准可以认定中国卫生财政支出"亲富"。②这种配置不公平体现在省际、城乡之间、不同阶层之间的不平等。③一项关于中国卫生系统绩效测量数据显示,对省级卫生系统覆盖率水平具有统计学显著性意义的预测因素就是人均GDP,说明经济对于健康发展的重要作用,而且表明当前中央政府在卫生领域方面尚缺乏有效的省级财政转移支付机制。④中央财政一般性转移支付中并没有设立卫生转移支付资金,无法发挥一般性转移支付调节地方卫生财政能力的作用,而税收返还作为无条件转移支付的一种,并没有考虑各地区财力和公共支出的客观差异,包含

① Brixi H. , *China*: *Urban Services and Governance*, World Bank, Policy Research Working Paper No. 5030, 2009.

② O'Donnell O. , Evan Doorslaer, R. P. Rannan – Eliya et al. , "The Incidence of Public Spending on Healthcare: Comparative Evidence from Asia", *World Bank Economic Review*, Vol. 21, No. 1, 2007, pp. 93 – 123.

③ Yip W. , Hsiao W. C. , "Non – evidence – based Policy: How Effective is China's New Cooperative Medical Scheme in Reducing Medical Impoverishment?", *Social Science & Medicine*, Vol. 68, No. 2, 2009, pp. 201 – 209.

④ Yuanli Liu, Keqin Rao, Jing Wu et al. , "China's Health System Performance", *Lancet*, Vol. 372, No. 9653, 2008, pp. 1914 – 1923.

旧体制中的不合理因素较多，无法实现地区间财力的均等化。① 实现卫生资源配置公平，可持续性筹资责任主要应由政府而非市场调解，公共卫生干预服务是最有成本效果的服务，得到预算却较少，改变这种状况有利于配置效率的提高，中国已采取有力的措施去改正卫生筹资问题，如促进基本公共卫生服务逐步均等化已取得较好成绩。确保提供有效的公共卫生服务，与病人满意度紧密相连的是运行效率（减少排队时间和路途）和医疗质量的提升。在未来一段时间内，中国仍需要为资源"亲富"现象破局，改善"重城轻乡""重大轻小"和"重治轻防"的问题。

四　对公平基准分析评价工具的反思

公平基准工具是转化国际最新政策实证工具，并将其应用于我国实践情境的一种初步尝试。由于卫生服务评价性质、目的、角度、层次、侧重点不同，目前国内外并没有对卫生服务综合评价的范围、内容和指标体系形成广泛共识。WHO 的卫生服务综合评价模式是基于卫生服务需要量、卫生资源投入量、卫生服务利用量三维分析的共八种组合（见表 4－4）。IPHS 着重于卫生需要的评估，反映居民卫生服务需要应被满足的程度，IRD 指数则反映的是卫生供给方面的情况，相较于评价社会卫生状况各方面的单一指标或复合指标而言，两个公式的优势在于能基本反映出社会卫生状况，包括卫生服务需要、供给和利用，数据选取比较简单，为省际比较提供便利。

国际研究表明，向有需要的个体提供针对性的干预措施是一种关键途径，通过这种途径，卫生系统可以提高人群健康并减少健康不公平性。更全面的卫生服务评价可以通过测量服务覆盖率来进

---

① 陈春辉、李顺平：《我国中央财政卫生转移支付方式探讨》，《中国卫生经济》2010 年第 29 卷第 1 期。

行。①卫生服务优先指数（IPHS）紧密围绕妇幼卫生领域的产前检查、住院分娩及免疫率三大指标，能够较好地反映出公共卫生服务的基本需求。卫生资源分布指数（IRD）通过计算人均卫生费用、医技人员、病床数在各地比重，能较好地反映卫生人力、财力和物力三大资源分布。所需数据可得性较强，属于国家常规信息监控的范畴，也容易进行数据分析。

表 4－4 卫生服务综合评价模式

卫生服务利用	高医疗需要		低医疗需要	
	高资源	低资源	高资源	低资源
高	A 型	B 型	E 型	F 型
	平衡型			
	资源分配适宜	资源利用率高	过度利用	资源利用率高
低	C 型	D 型	G 型	H 型
	平衡型			
	资源利用率低	资源投入低	资源投入过度	资源分配适宜

IPHS 在卫生资源评价的综合性方面仍值得商榷，IPHS 主要反映妇幼卫生的敏感指标，虽然妇幼卫生是衡量和比较国家间健康水平的敏感指标，但缺少对其他公共卫生服务需求的体现，包括在医学模式转型和新医改政策变迁背景下的已推广的基本公共卫生服务包。

需要注意的是，IRD 指数是为了便于区域比较而设立的，所以会设定比较组中的最高资源数值作为分母，如设定北京的值为0.99，即资源边界。资源边界未必反映了最佳的做法或最优位置，

① Shengelia B., Murray C. J. L., Adams O. B., "Beyond Access and Utilization: Defining and Measuring Health System Coverage", in Murray C. J. L., Evans D. B. eds., *Health Systems Performance Assessment: Debates, Methods and Empiricism*, Geneva: World Health Organization, 2003, pp. 221 – 234.

这种比值只是为了比较不同区域资源的相对重要性信息。类似这种方法被作为次优选择来使用，因为发展中国家的信息不充分和不完全，资源边界的选定严重依赖于纳入观察的区域卫生资源的最佳实时状况。①

我国现有资源配置没有考虑公共卫生需求和人口密度的影响。②IRD 公式考虑了人口密度的影响，通过每千人口医技人员数、床位数、人均卫生费用数据，反映人力、物力、财力所体现的卫生资源现况，这三方面的数据测算资源充沛度是比较合理的，但公式中三方面的权重系数在中国是否完全适合还有待观察。此外，新医改和"十二五"卫生事业规划趋势是随着基层卫生服务机构建设而不断加强的，相关卫生资源供给的测算方法也会随着实际情况而有所调整，包括权重以及纳入公式的因子都有待进一步观察。

第二节　重庆市卫生资源优先次序配置态度调查

因资源的有限性及需求的无限性，卫生服务领域必然面临资源稀缺的问题。我国的资源配置决策过程往往是在政府决策部门内部展开的，本次问卷调查旨在弄清地方（重庆市）卫生资源分配的优先级机制。具体而言，本研究通过问卷调查摸清省级卫生行政机关行政人员态度和决策偏好，弄清卫生资源优先重点投入的决策标准、程序和影响因素有哪些，是国内首次尝试研究地方卫生资源配置的优先项目及决策标准问题，可为我国卫生资源政府治理的优化提供更多的规范依据。

卫生资源配置规划不是封闭单一的问题，与社会经济、教育、

---

① ［美］普雷克尔、兰登布伦纳：《明智的支出——为穷人购买医疗卫生服务》，郑联盛、王小芽译，中国财政经济出版社 2006 年版，第 295—296 页。

② 龚向光：《疾病预防控制资源配置研究》，《中国卫生经济》2005 年第 8 期。

人口结构等密切相关，各地改革的起点千差万别，更需从各地实际需要出发。以重庆为例研究地方卫生资源优先次序配置相关问题，找出地方资源配置的优先标准和优先项目的权重、决策程序是否公平以及地方卫生决策的影响因素，可为全国及城乡统筹卫生改革的资源优化配置提供借鉴。

一 实证研究背景及意义

（一）医改和城乡统筹发展背景下卫生资源配置

中国自 2009 年开始启动新一轮医疗改革，《医改实施方案》指出要统筹利用全社会的医疗卫生资源，提高服务效率和质量，满足人民群众多样化的医疗卫生需求。但新医改背景下的卫生资源配置规划仍缺乏清晰思路。虽然中央下达保基本、强基层、建机制的改革重点，三医联动改革持续推进，但分权治理下各省政府对其解读和执行仍有差距，尤其对执行的先后次序、轻重程度不清，使资源规划配置导向和优先次序设置更加不确定。我国缺乏对资源配置优先次序的思考，卫生资源配置有赖于政府能否创新卫生资源战略规划的方式和内容。

中国正在经历迅速发展的城市化进程，到 2020 年，70% 的人口将居住在城市里。这为中国的发展带来了许多挑战，城乡居民在获得基本医疗卫生服务方面的差距是其中最为突出的挑战之一。例如，重庆市农村地区与城市地区相比，婴儿死亡率更高且医疗服务情况更差，医院的床位、设备及医务人员配备方面也存在很大的地域和城乡二元差距。

（二）重庆市卫生资源配置城乡、地域间不均衡现况分析

按照世界卫生组织确定的标准，衡量一个国家人民健康水平主要有三大指标：一是人均期望寿命，二是婴儿死亡率，三是孕产妇死亡率。这 3 个黄金指标可通用到地区用于测量。当然人均期望寿命由很多因素决定，而妇幼指标更能敏感反映卫生服务提供和卫生资源充沛度问题。查阅 2012 年重庆卫生事业发展统计公报、2013—2014 重庆市卫生计生事业发展统计公报，重庆孕婴指标呈现城乡

二元化分布，人均期望寿命也随着经济水平而变化，1 小时经济圈 > 渝东北翼 > 渝东南翼，具体如表 4 - 6 所示。

表 4 - 5　　　　　　　　　重庆监测地区孕产妇和婴儿死亡率

	合计		城市		农村	
	2013 年	2012 年	2013 年	2012 年	2013 年	2012 年
5 岁以下儿童死亡率（‰）	10.01	8.46	9.00	6.89	11.07	10.16
婴儿死亡率（‰）	6.54	5.56	5.94	4.58	7.17	6.62
新生儿死亡率（‰）	3.87	3.47	3.69	2.86	4.06	4.13
孕产妇死亡率（1/100000）	17.12	15.03	16.14	11.69	18.14	18.60

注：2014 年重庆市卫生计生事业发展统计公报未按照城乡口径进行统计，故选 2013 年公报数据。

2014 年，全市孕产妇死亡率为 18.31/100000，婴儿死亡率为 5.56‰，新生儿死亡率为 3.39‰，5 岁以下儿童死亡率为 8.48‰。与 2013 年相比，除孕产妇死亡率略有升高，其余指标均有所下降。2014 年，全市常住人口平均期望寿命为 77.78 岁，较 2013 年增加 0.17 岁，其中男性 75.09 岁，较 2013 年增加 0.31 岁，女性 80.90 岁，较 2013 年保持不变。重庆市经济发展不同的各区域人均期望寿命也有所不同，越发达地区人均期望寿命越高（见表 4 - 6）。

表 4 - 6　　　　　　2012 年重庆市各区域人均期望寿命　　　　　单位：岁

区域	合计	男	女
主城 9 区	79.64	77.13	82.43
1 小时经济圈（除主城）	78.92	75.83	82.50
渝东北翼	77.58	74.62	80.95
渝东南翼	75.79	73.21	78.74

注：2013 年、2014 年人均期望寿命指标没有分区比较，因此列出 2012 年情况进行比较。

重庆市《2012 年卫生统计年报》提到："一圈两翼"中，渝东南的卫生资源配置和卫生服务利用情况均较差。报告进一步强调，重庆市卫生资源的配置上存在明显的区域差异。"在一小时经济圈、渝东北和渝东南三个区域间，经济发达的一小时经济圈卫生资源配置占有明显的优势，每千人口床位数、卫生人力资源数均比经济欠发达的渝东南高出近一倍，医疗卫生资源配置的不合理也导致对卫生资源的利用不公平"。

2013 年 9 月，中共重庆市委四届三次全会部署了重庆市功能区域划分和行政体制改革工作，综合考虑人口、资源、环境、经济、社会、文化等因素，将重庆划分为都市功能核心区、都市功能拓展区、城市发展新区、渝东北生态涵养发展区、渝东南生态保护发展区五个功能区域，比之前"一圈两翼"更精准定位各区域的功能发展。

重庆市卫生资源配置的总量相较于其他直辖市和发达地区仍显不足，城乡差距、地域差距矛盾并未得到根本改善。城乡医疗卫生服务体系配置不平衡，体现为优质医疗资源主要集中在主城区，2014 年全市有三甲医院 28 家，其中，都市功能核心区和都市功能拓展区 17 家，城市发展新区 6 家，渝东北生态涵养发展区 4 家，渝东南生态保护发展区仅 1 家。

（三）优先次序配置对重庆卫生资源城乡统筹发展的意义

国发〔2009〕3 号文《国务院关于推进重庆市统筹城乡改革和发展的若干意见》指出，重庆是中西部地区唯一的直辖市，是全国统筹城乡综合配套改革试验区，重庆集大城市、大农村、大库区、大山区和民族地区于一体，城乡二元结构矛盾突出，关于重庆卫生改革发展，3 号文件设立系列目标："完善城乡医疗卫生体系。深化医药卫生体制改革，加快建立覆盖城乡居民的基本医疗卫生制度，在西部地区率先实现人人享有基本医疗卫生服务的目标……支持重点市级医院现代化建设，加强县级医疗机构基础设施建设和乡村、社区卫生服务机构标准化、规范化建设。加大对基层医疗机构和公共卫生的投入，加强疾病预防控制、卫生监督、妇幼保健、精神卫生等公共卫生机构建设。"这些都为重庆城乡统筹背景下的卫生资源优先次序配置作了顶层设计的指引。

重庆市政府也重视城乡统筹卫生发展的"软实力"建设，为提高主城区外项目区县的城乡居民享有合格医疗服务的可及性，促进重庆市城乡统筹发展，与世界银行合作重庆市城乡统筹发展与改革二期项目（为期 5 年），世界银行为其提供 1 亿美元贷款，2012 年 11 月正式启动。项目将支持重庆市农村地区的 8 个区县级医院进行新建、改造和扩建。建成后将新增医院面积 20 万平方米，新增医院床位 1800 张，并配以高功能的信息管理系统和远程诊疗系统。项目不仅注重硬件的改造，也力求提升软实力——通过引进新的工具和管理技术、建设管理信息系统等来提高这些医院的服务效率和服务质量，提高管理水平。①

重庆是中国欠发达的西部地区唯一的直辖市，满足重庆人民的卫生需求是十分重要的。如何对有限的卫生资源总量进行优先次序规划，向全体居民提供公平、有效的卫生服务是有待解决的实际困境。本调查拟用优先次序配置理论，厘清资源配置的优先次序配置的程序和标准，推动我国卫生资源治理的理论创新研究，以重庆作为研究样本，利用其统筹城乡发展实验区、西部经济中心城市的天然优势，为资源"亲富"现象破局。

二 理论基础

（一）国外卫生资源地方决策研究概述

资源分配的决策是公共卫生系统运行的核心，但很少有实证研究去探索卫生行政官员资源配置决策的实质和范畴。当评估卫生决策者的分配时，这个过程通常被描述为非正式和临时的，也很少应

---

① http://www.shihang.org/zh/news/feature/2012/11/15/chongqing - china - close - urban - rural - gap - in - hospital - services.

用到正式决策分析。① 菲舍尔（Fisher）将公共资源分配视为一个整体，认为公共决策者发展了一套信念和价值观，并将其启发式地应用于配置决策。这些启发式的"内心经验法则"，能够在复杂的优先次序配置过程中为决策者"领航"。菲舍尔将这套配置决策的价值观体系分为六大类，包括奖励、个人需要、公平、效用、生态环境（比如决定应考虑利益相关者）以及个人利益和能力。他认为，虽然这种非正式的方法肯定是有缺陷的，但如果平衡协作并控制观念（如市场力量和人口需求）和能力，他们可以推动分配决策朝共同利益方向发展。②

　　地方卫生官员是公共卫生实践的一个重要的知识来源，实际上，他们的主要作用是确定哪些服务和活动可以提供给人群。从理论上来说，作为公共资源和公共信托的管理者，地方卫生官员被要求为民众做出有效的、公正的决策，并被期待这一决策有助于满足社会更广泛的对公平和平等的关注。目前美国地方的公共卫生服务系统是复杂而广泛多样的，表现为筹资、组织和服务提供方面的不同③，梅斯和史密斯（Mays & Smith）的公共卫生系统研究弄清楚了这种幅度变化，研究发现，即使控制了服务和人口特征的差异，当地卫生部门所配置的公共卫生服务人均消费最高和最低组别的变化仍超过13倍，这远远超出了医疗系统其他领域的费用异质。④ 在公共卫生服务不均衡支出中，地方卫生决策者所面临的挑战是有效且公平地满足辖区疾病的预防、控制和治疗的需求。他们必须做出资源分配的决策，确定提供哪些活动和服务，哪些人群将受益。很少有文

① Nancy M. Baum, *Resource Allocation in Public Health Practice*, Ph. D. Dissertation, The University of Michigan, 2010, pp. 6 – 8.

② Fischer, C. *Resource Allocation in the Public Sector: Values, Priorities and Markets in the Management of Public Services*, New York: Routledge, 1998, pp. 26 – 30.

③ Mays G., "Organization of the Public Health Delivery System", in Novick L., Morrow C., Mays G., eds., *Public Health Administration. Principles for Population – Based Management*, Sudbury: Jones and Bartlett, 2nd ed., 2008, pp. 1 – 9.

④ Mays G., Smith S., "Geographic Variation in Public Health Spending: Correlates and Consequences", *Health Services Research*, Vol. 44, No. 5, 2009, pp. 1794 – 1817.

献研究这种卫生资源分配过程和他们决策实践的理论依据（Justifications）。哪些因素会影响地方卫生官员分配的决定？[①] 在重庆市卫生资源优先次序配置研究调查中，笔者尝试探究类似的问题。

（二）公共政策的分析模型

目前学术界关于公共政策的分析模型主要包括机关组织决策模型、理性分析模型、公共选择模型、集体决策模型、精英决策模型、集团分析模型等十类。其中与卫生资源优先级决策关系比较密切的主要有机关组织决策模型、集体决策模型和集团分析模型。

机关组织决策模型是最常见的公共政策决策模型。政府机构与公共政策有着密切关系，公共政策的采纳、执行和实施，都必须依靠政府机构来进行，政府赋予公共政策合法性、普遍性和强制性。[②] 卫生行政机关是天然的公共卫生领域的资源管理者和治理者，它们的决策能力直接影响着资源配置的效果。

集体决策模型是把公共政策看作反映领导集体所持有的信念、价值偏好的一种决策理论。所谓"集体"，并非公民的集合，而是居于领导岗位的长官集合，即"领导集体"。集体决策模型奉行"民主集中制"原则，在领导集体内部充分发扬民主，可以就各种政策问题、政策方案各抒己见，展开讨论，甚至是争论。在此基础上就各种政策方案进行表决，实行"少数服从多数"的原则。集体决策模型的优点是有利于克服"权力过分集中"的独断专横弊病，在领导集体内部实现集思广益，但并没有改变人民大众远离决策过程的问题。

集团（团体）分析模型核心观点是：公共政策是集团斗争的产物，政府决策是从不同集团的相互斗争中进行选择，当利益集团正

---

① Nancy M. Baum, "Resource Allocation in Public Health Practice: A National Survey of Local Public Health Officials", *Public Health Manag Pract*, Vol. 17, No. 3, 2011, pp. 265 – 274.

② ［美］托马斯·戴伊：《理解公共政策》，谢明译，北京大学出版社2006年版，第55—89页。

式或非正式地向政府提出自己的利益要求时，就涉及公共政策。在这个过程中，政府的功能就是使用政策手段处理集团之间的目标或利益的冲突，以公共政策的形式达成妥协方案，并使用行政手段实现已达成的公共政策。比如，政府卫生机关的重国有、"公立"的思想可能直接影响其资源投入的偏好，而使得民营医疗机构备受冷落，这样的利益相关方与决策机关的相互影响，必然直接影响资源优先配置的相关公共政策，类似问题也将在问卷调查中展开测试。

（三）研究目的和意义

关于资源配置的执行能力的优化，韦伯提出理想官僚组织，即人员没有政策偏好，利益与政策目标取向一致，但资源配置工作的实际执行中存在资源保护机制、个人价值偏好、互惠政治交易等①。因此问卷调查选取省级卫生行政机关的人员，有助于发觉微观决策行为中"不易觉察"的决策抉择冲突，也可以进一步探寻秉持不同偏好的官方"权威"人士对优先抉择的影响。具体而言，调查有助于解决以下三个问题：

（1）厘清地方政府资源分配优先投入的第一方阵（从意识形态而论）。

（2）地方政府是否真正响应医改最新政策导向，比如加大公共卫生和预防的投入，改善不公平性及对公立医疗机构的"偏爱"。

（3）对行政管理者资源决策行为态度的初步认知。

三　调查设计

（一）问卷设计所涉及的理论模型

本研究对重庆卫生行政人员开展决策影响因素方面的态度调查，是为了弄清以下问题：优先配置决策主体的优先决策标准是哪些？这些决策标准的重要程度如何？对一些重要的公共卫生领域的优先

---

① 刘庆元、刘宝宏：《战略管理：分析、制定与实施》，东北财经大学出版社2001年版，第46—78页。

重视程度如何？哪些是最优先的项目？以及一系列附带的问题，诸如有哪些影响因素干扰卫生资源配置决策？政府是否愿意投入更多资源在公共卫生项目方面？优先级分配决策过程是否公平公开？[①]

（二）调查问卷介绍（具体问卷内容见附录）

问卷一共分为四个部分。第一部分是基本情况调查，包含对年龄、性别、行政层级、从事专业领域方面的调查。因为按照省级卫生厅的职称编制，一般分为三个层级，即厅局（正副）、处级（正副）、主任科员（正科级）及以下，分别与问卷行政层级所设置的高层、中层和一线行政管理人员相对应。

除基本情况问题设置以外，其余三个部分即优先项目、优先决策标准、相关态度测试主要遵循李克特量表设计，以方便通过比较均值观测各部分的优先强度或重要程度。

第二部分是对列出的优先项目进行优先程度选择，优先项目设计共计16项，选定的优先项目偏重公共卫生领域，其中"民营医院""高新医疗科技研发"这两项虽然不属于公共卫生领域，但作为当下的热门议题与"适宜技术推广""基层医疗卫生机构标准化建设"相对应，测试调查对象的重视和优先程度。选项设置从"最优先"到"最不优先"5种程度，其中5为最优先、4为优先、3为无所谓、2为不优先、1为最不优先。要求调查对象知悉在卫生资源总量一定的情况下，需要对资源配置进行优先性排序，并逐项进行优先程度选择，要注意不能全都是优先，以便统计区分。

第三部分是对列出的优先决策标准进行重要程度选择，优先决策标准的设计主要应用我国卫生资源优先次序配置的优先标准的研究结论，共计14项。优先标准的筛选是一个微观决策思考过程，设置从"非常重要"到"很不重要"5种程度并赋予相关分值，5为非常重要、4为比较重要、3为无所谓、2为不重要、1为很不重

---

① 崾怡、肖莉丽、贺加：《重庆市卫生资源优先次序配置态度调查：优先项目与决策标准》，《中国卫生事业管理》2014年第31卷第1期。

要，旨在弄清决策标准的重要程度，摸清决策者进行资源优先排序权衡的依据。本部分要求调查对象对所列出的优先标准逐一按重要性程度进行选择。

第四部分是列出包含 18 个项目的态度测试集合，旨在对卫生资源优先次序配置的影响因素进行测试，主要从内因（程序公平、决策水平）、外因（利益相关方、政策、行政环境等影响）方面进行问题设置。选项设置从"非常赞同"到"很不赞同"5 种程度进行测试，5 为非常赞同、4 为有些赞同、3 为无所谓、2 为不太赞同、1 为很不赞同，要求调查对象做出态度程度选择。举例如"医疗供方对卫生资源的重点投向有非常重要的影响""政府应加强对民营医院的扶持和监管力度"等。其中，对程序公平的指标设计主要根据丹尼尔斯的合理问责框架四条件（公开、关联、修正/上诉、执行）[①] 所设计，因自上而下决策执行体系中的卫生资源执行性强，所以未将其纳入测试，而是融入了近年来比较热议的"赋权"这一条件。对决策水平方面的指标设计，除了考察卫生管理者的基本知识、对相关决策的熟悉程度以外，也考察其对学术研究成果转化为决策实践的态度，以测试其对于基于科学证据的改革的容忍程度。对利益相关方的指标设计主要囊括了卫生资源供需的双方，也加入了政府、民营医院、媒体，以考察政府对市场力量介入的容忍度，以及政府对媒介力量能否正确看待并恰当运用。对政策行政环境的指标设计围绕对管理者行政层级、资源配置格局、新医改政策等的理解，考察它们对资源配置的影响。

态度指标设计可大致分为四类：第一类是程序公平的测试；第二类是对行政人员决策水平的测试，如管理技术水平的掌握情况；第三类是利益相关方影响方面，包括是否善于借助学术研究等提升决策影响力，对民众、医疗供方、媒体、民营等非公立机构等利益

---

① 嵇怡、王林、贺加：《基于合理问责框架的卫生政策制定公平性分析——以新医改方案为例》，《中国卫生政策研究》2012 年第 5 卷第 8 期。

相关方的认知等；第四类是政策、行政环境，包括对卫生行政环境的感知，包括对上下级行政关系的感知，对政府职责范围的理解，对新医改和卫生新政政策价值观的理解、遵守、执行等方面（见表4-7）。

表4-7　　　　卫生资源优先次序配置影响因素的指标说明

一级指标	内在影响因素		外在影响因素	
	程序公平	决策水平	利益相关方	政策、行政环境
二级指标	关联条件（条目10）公开条件（条目11）修正条件（条目12）赋权（条目13）	对省级卫生决策认知（条目2）对决策方法的认知（条目7）学术研究的作用认知（条目14）资源分配基本常识（条目15）	医疗供方（条目6）媒体（条目16）民营医院（条目17）公众（条目18）	民众需求感知（条目1）公共卫生重视程度（条目3）政府职责（条目4）弱势地区倾斜（条目5）行政层级关系（条目8）对现状满意度（条目9）

（三）问卷制定过程

为保证问卷的质量，先用主观检验法进行一轮修改，邀请在重庆市卫计委工作时间大于5年的行政人员（5人）、卫生事业管理领域的教授（3人）、部分典型的调查对象（7人）以及具有管理工作经验的在职研究生（10人）共计25人，直接阅读和分析问卷内容，并请他们根据其经验和专业判断对问卷进行评论，提出修改意见，保证问卷较好的内容效度。选取40人左右发放问卷（调查对象主要为在职研究生、从事卫生事业管理工作的公务员、区县卫计委公务员等），并运用相关统计数值（客观检验法）（见表4-8）检验信度和效度来保障问卷质量，根据信度效度数值及时调整问卷问题设计。

表 4 - 8　　　　　　重庆卫生资源优先次序配置态度预调查信度

问卷三个板块	Cronbach's Alpha
优先项目（16 项）	0.835
优先决策标准（14 项）	0.784
态度测试（18 项）	0.717

四　问卷调查

（一）调查对象

2013 年 2—5 月，发放并收回问卷，问卷调查对象为重庆市卫生局（省级卫生厅）的卫生行政人员。省级卫生厅的公务员编制共计 132 人，包括直接参与资源决策制定的人员和资源计划密切相关的人员，以及执行上级资源规划命令并熟悉相关资源配置决策的人员（见表 4 - 9）。其发放 132 份问卷，收回 89 份，回收率为 67.42%。

表 4 - 9　　　　　　　　调查对象人口属性分布

属性赋值	人数（个）	百分比（%）
年龄（岁）		
20—29	24	26.97
30—39	45	50.56
40—49	11	12.36
50—59	8	8.99
60—69	1	1.12
性别		
男	46	51.69
女	43	48.31
行政层级		
高层管理人员	1	1.12
中层管理人员	7	7.87
一线行政管理人员	81	91.01

续表

属性赋值	人数（个）	百分比（%）
从事的卫生事业管理领域		
行政管理	55	61.80
医疗管理	13	14.61
疾病控制管理	7	7.87
妇幼保健管理	2	2.25
卫生监督	2	2.25
其他	10	11.24

调查对象的年龄分布集中在 20—39 岁（77.53%），性别大致相当（男 51.69%，女 48.31%），大多数为正副科级（91.01%），其次是正副处级（7.87%），包括非领导职务如正副调研员。从事的工作领域集中在行政管理综合事务方面（61.80%），也有少部分从事专项卫生管理工作，如医疗管理（14.61%）、疾病控制管理（7.87%）等。

（二）结果及讨论

Cronbach's Alpha 的值大于 0.7 为可接受范围，大于 0.8 更令人满意。[①] 本次调查问卷针对重庆市卫计委公务员所测试的优先项目、优先决策标准部分的 Alpha 系数为 0.838、0.85，皆具有较高信度。以下通过均值分析方法对优先项目、优先决策标准的均值进行从低到高的排序，以确定各项条目的优先强度、重要性程度。正式问卷数据较之前预调查数据的 Alpha 系数都有所提升，其中优先决策标准部分提升幅度较大，说明项目的设置基本符合实际决策情境。

本部分主要通过均值分析方法对优先项目、优先决策标准以及态度测试三部分的均值进行从低到高的排序，以确定各项条目的优先强度、重要性程度和态度强度（见表 4-10）。

---

① Pallant J. , *SPSS survival manual*, Berkshire：Open University Press, 3rd ed. , 2007, p. 98.

表 4 – 10　　　　　　　　　　优先项目均值排序

优先项目（16项）	均值	标准差
民营医院	2.8876	0.98209
适宜技术推广	3.2697	0.88887
抑郁症等精神病防治	3.427	0.86455
中医药和民族医药	3.4719	0.90566
高新医疗科技研发	3.6292	0.87102
基层医疗卫生机构标准化建设	3.7191	0.82557
卫生信息化建设	3.7528	0.9568
健康教育与健康促进	3.7978	0.81436
重点传染病防治（如结核病）	3.9775	0.81153
老年人群的医疗保健	4	0.76871
慢性病防治（如高血压）	4.0112	0.85937
城乡医疗救助	4.0337	0.81811
母婴保健	4.1348	0.85534
食品和药品监督管理	4.1685	0.84256
基本药物	4.4831	0.75547
医疗保障	4.6966	0.59169

注：优先强度说明：5 为最优先，4 为优先，3 为无所谓，2 为不优先，1 为最不优先。

按照优先项目顺位，最优先第一方阵前 5 项包括医疗保障、基本药物、食品和药品监督管理、母婴保健、城乡医疗救助；而最不优先的 5 项包括民营医院、适宜技术推广、抑郁症等精神病防治、中医药和民族医药、高新医疗科技研发。但值得注意的是，对高新医疗科技研发的优先程度高于适宜技术推广，这点显示调查对象对适宜技术推广的认知程度不高，而对高新医疗科技研发存在过度重视。

优先项目中的卫生信息化建设、民营医院、中医院和民族医药这三项的态度差异比较大（标准差大于0.9）。根据对同一优先项目优先程度的（最大最小值）选择情况来看，每个项目都有人选择"最优先"（赋值为5），而高新医疗科技研发、母婴保健、城乡医疗救助、卫生信息化建设、适宜技术推广、民营医院、中医药和民族医药、食品和药品监督管理、抑郁症等精神病防治这些项目有人选择"最不优先"（赋值为1）。

按照优先决策的优先顺位（见表4－11），最重要的优先标准前5项包括重大疾病风险、公平分享、疾病负担、群众满意度、资源的可持续性发展；最不重要的3项包括政绩考核、参照上一年度的资源配置情况、循证卫生决策。

表4－11　　　　　优先决策标准均值排序

优先决策标准（14项）	均值	标准差
政绩考核	3.0575	1.13462
参照上一年度的资源配置情况	3.1724	0.80992
循证卫生决策	3.4138	0.8566
决策者的管理经验	3.5517	0.99719
成本效益最大化	3.5632	0.89833
社会价值观	3.7241	0.77294
地方财政可承受	3.8161	0.85629
卫生系统整合（如双向转诊）	3.8276	0.79544
优质卫生资源广覆盖	3.9195	0.905
资源的可持续性发展	4.1379	0.83767
群众满意度	4.2529	0.8383
疾病负担	4.3523	0.69547
公平分享	4.4253	0.69269
重大疾病风险	4.5632	0.62322

注：重要性程度说明：5为非常重要，4为比较重要，3为无所谓，2为不重要，1为很不重要。

针对收回的问卷情况来看，89份中有2份没有对优先决策部分作选择，因此运用SPSS13.0处理的数据为87份样本的数据。其中，政绩考核、决策者的管理经验这两项的态度差异比较大（标准差大于0.9）。根据对同一优先决策标准的重要程度的（最大最小值）选择情况来看，除了"参照上一年度的资源配置情况"的最大值为4（"比较重要"）以外，其余每个项目都有人选择"非常重要"（赋值为5），而群众满意度、优质卫生资源广覆盖、成本效益最大化、资源的可持续性发展、参照上一年度的资源配置情况、循证卫生决策、政绩考核、决策者的管理经验、地方财政可承受项目有人选择"很不重要"（赋值为1）。

按照态度选择均值排序（见表4-12），其中10、11、12的均值都大于4，显示调查对象对程序公平的理解大致恰当，但需要注意的是关于增加公众参与资源配置决策的机会支持度均值为3.95，仍有待提高。几个反向题的均值显示了调查对象对于这些问题能更为客观正确地看待，赞同度比较高的题目都是近年来新医改所倡导的施政方针，8、9的均值趋近4也显示了上下级行政关系存在一定的紧张度。

表4-12 态度选择均值排序

项目	均值	标准差
18. 公众健康素养水平低下，无法理解或支持卫生优先项目设置	1.8989	1.26172
14. 学术研究不可能起到实质改善卫生资源配置的作用	2.0225	1.25207
16. 媒体在健康传播中总是起到负面作用	2.2809	1.0974
15. 资源的公平分配就是指资源的平均分配	2.6517	1.32374
8. 资源配置实践经常会因为满足上级指令而妥协	3.6404	1.07922
9. 很多卫生资源被旧有的管理模式所浪费	3.809	1.0211
7. 成本效益的评估有利于卫生资源的优先供给政策的制定	3.8315	0.94431
2. 在非主城区新建三甲医院有助于解决卫生资源集中分布问题	3.8427	1.09647
6. 医疗供方对卫生资源的重点投向有非常重要的影响	3.8539	0.7913
17. 政府应加强对民营医院的扶持和监管力度	3.9213	0.89474
13. 应当增加公众参与资源配置决策的机会	3.9551	0.76738
10. 卫生优先项目的选择应当有正式而明确的标准	4.191	0.81011
12. 畅通的意见反馈机制有助于卫生资源的配置决策	4.3146	0.74766
11. 卫生资源优先配置的决策过程应当公开透明	4.3596	0.8153
4. 政府应主导公共卫生领域的资源配置工作	4.427	0.8776
3. 医改新增的卫生资源应优先投入到基本公共卫生领域	4.4382	0.76804
5. 对弱势群体和不发达地区应加大资源投入	4.4382	0.67344
1. 卫生资源配置应当优先考虑当地民众的需求	4.6629	0.6386

注：其中，14、15、16、18属于反向题，在均值处理时已经进行反向处理。态度强度说明：5为非常赞同，4为有些赞同，3为无所谓，2为不太赞同，1为很不赞同。

五　结论

（一）优先项目及其决策标准的测试结果

省级卫生厅行政人员对优先项目的顺位分析显示，卫生资源分配优先投入意愿的第一方阵主要包括医疗保障、基本药物、食品和药品监督管理、母婴保健、城乡医疗救助这 5 项。按照优先顺位，最优先第一方阵前 5 项涵盖了新医改的优先领域，食品和药品监督是当下社会比较热的问题，母婴保健和城乡医疗救助是对社会的弱势人群的资源投入重点；而最不优先的包括民营医院、适宜技术推广、抑郁症等精神病防治、中医药和民族医药、高新医疗科技研发。究其原因，民营医院一直是不太受重视的领域，虽然近年来学术界有加强市场调控的舆论反扑，但一般政府的观点是"自生自灭"，而其他几项也与当下资源投入重视程度和现况配置密切相关，都是相对冷门的项目，高新医疗技术的研发目前的状况也是大多以科研院校和企业为主导力量，政府卫生资源投入在此方面还是有明确的划界。

按照优先决策标准的顺位，最重要的优先标准前 5 项包括重大疾病风险、公平分享、疾病负担、群众满意度、资源的可持续性发展，这些都是当下时政和最新卫生政策趋势所关注的热点词汇；最不重要的 3 项包括政绩考核、参照上一年度的资源配置情况、循证卫生决策。根据一些关键人物访谈，政绩考核、参照上一年度的资源配置情况确实是决策时比较重要的考量因素，但是大多数人在选择此项的时候有所保留，其背后顾虑值得进一步探究，而关于循证卫生决策，不少人答完题后，表示不完全理解此项，可以看出他们的管理技术水平仍旧有待提高。

（二）行政管理者对资源决策行为的态度认知

问卷除了要求卫生行政管理者做出资源优先排序决定以及"潜在"标准的选择，也有助于探明以下三个问题。

1. 调查对象对卫生优先决策的程序公平的理解是基本正确的

10—13 反映出对程序公平的理解，态度均值处于中上水平，虽然关于赋权方面尚存认知差异。

2. 调查对象对公共卫生投入的优先度和重视程度较高

政府行政人员能够注意公平、扶弱的施政理念，认同度比较高的项目有政府在公共卫生领域资源配置的主导作用、资源优先投入基本公共卫生、资源优先投入弱势和不发达地区、重视民众实际需求。

3. 卫生资源优先级决策的影响因素剖析

优先决策的内在影响因素主要是测试其决策水平。4 项反问题的调查结果显示，调查对象对于公众能够理解卫生优先级配置是有较高期待的，对于学术研究和媒体的作用也是倾向于相信如果善加利用是可以起到决策促进作用的，对于"公平分配"等同于"平均分配"的态度低于我们的预估，说明仍有不少人对此概念有所混淆。官方对利益相关方的重视程度为医疗供方＜民营医院＜民众，就中国目前而言，医疗供方主要是公立机构占绝对市场，说明民营机构已经开始进入官方的关注视野，这与学术界近年来提倡放活医疗市场、扶持新型民间资本医疗市场管理机制有所对应。

优先决策的外在影响因素主要指行政关系的压力和考核等营造的卫生行政环境。对上下级关系和整体管理环境的压力测试结果显示，大多数人认同上级决策的直接影响，同时对旧有的资源配置模式有所不满。政府对资源管理的职责范围和权限较为明确，如前所述，政府对公共卫生领域资源配置具有主导作用；优先投入的领域和优先决策的标准的第一方阵，反映出决策方向的正确性，更有利于开展辖区内的优先级资源配置。

应当注意的是，卫生系统多利益主体并存，但并未形成各利益方均衡平等博弈的局面，对资源进行优先级配置规划，必然涉及利益再分配。正确剖析相关方的影响，并探索多方共赢、制衡机制，可以打破既有格局下强势方的天然垄断，实现利益共享。

（三）地方政府决策依从性分析

因为传统格局下配置的"重治轻防"根深蒂固，且很多实证文献资料也证实，卫生改革的新增资源更多投向了医院、药企、卫生技术人员，且造成浪费。研究数据显示，地方政府能够真正响应医改最新政策导向，加大公共卫生和预防的投入，改善不公平性及公立医疗机构的公益性。除此之外，对于民营医院的扶持和监督问题也已渐入官方关注视野，为新一轮公私合营、激活市场奠定基础。

值得注意的是，态度选择的第二个选项"在非主城区新建三甲医院有助于解决卫生资源集中分布问题"是测试行政人员对重庆本土的卫生新政的理解和把握，具体的政策背景是重庆明确计划在3—5年内新增10所以上三甲医院，使全市三甲医院达到30所以上，形成六大区域中心城市全覆盖、人口大县和具有区域辐射功能的区县合理布点的三甲医院服务体系，全面提升重庆医疗卫生服务能力，使得农民群众能够就近在较好的医院看大病、看重病，加快统筹城乡卫生事业发展。但关于这一项的态度均值为3.84，也即轻微赞同。市级卫生机关应是对这一新政充分了解的，但仍旧做出这样的态度选择，说明对于思考宏观卫生资源配置规划普遍更趋于理性而非盲从，因为就资源配置优化本身而言，除了增量以外，还有存量优化如新建、迁建、改扩建以及整合等多种治理措施，仅靠三甲扩容增强可及性，缺乏区域卫生规划理念。经济—社会转型下卫生资源治理能力的滞后使服务利用可及性改善不一定明显，忽略预防康复和医疗的投入偏向，忽略对"儿妇老精"等人群卫生资源的薄弱领域服务能力建设，无法改善现有卫生资源配置的扭曲局面，也加大了资源投入不可持续性的风险。若是后续财政人事支持不到位，有可能仅是偏远地区的卫生硬件改善，而无法真正盘活有效资源利用，反而造成了卫生资源盲目投入的浪费怪圈。在本次调查中，被调查对象显示了对上述问题的思考，而不是盲目支持新政。

六　政策建议

（一）设立重庆统筹城乡卫生资源优先次序配置的治理目标

卫生资源配置的公平应以民主社会的公共理性为基础而建立，以医疗质量、可及性和可承受性的保障为前提，以合理成本有序、及时地进行，并体现出权利与义务相匹配的合理配置主张。政府开展卫生资源优先分配的治理过程应是对公众的福利尽责，并关注公民的信任及公民审视政府活动的合法性这样的双向过程，在善治背景下谨慎并负责任地管理人群的卫生福利分配。

（二）开展重庆统筹城乡卫生资源优先次序配置的关键路径

要更公平地分配资源首先应明确优先标准和项目，"显性"分配标准可以协调关联各方利益诉求，有利于确立合适的优先项目。优先配置决策受到所管辖社区人口、行政机关级别、决策者职位和偏好等诸多因素的影响，实践中主要是隐性标准在决策过程中发挥作用，明确资源分配标准和程序，厘清卫生资源规划的优先次序，贴近卫生服务战略需求，有助于下一步优先项目的规划与执行。

（三）开展城乡卫生资源优先次序配置的具体实施办法

1. 检测实际卫生资源投入导向和预算是否合理

对照本次调研所发掘的优先项目和优先决策标准，卫生决策者可以对照实际工作中资源投入情况，并检测政府作为卫生资源的分配者，其所开展的卫生优先项目的选择是否能促进群体健康和公平资源分配。

2. 加强对渝东南和农村地区资源投入和扶持

2013年资料显示，在一小时经济圈、渝东北和渝东南三个区域间，经济发达的一小时经济圈卫生资源配置占有明显的优势，每千人口床位数、卫生人力资源数均比经济欠发达的渝东南高出近一倍，卫生资源配置呈现1小时经济圈＞渝东北翼＞渝东南翼，城乡二元化资源分布情况依然严重。应继续加大对渝东南翼的资源投入，形成主城对弱势农村地区的卫生资源帮扶，改变资源"亲富"现状。

3. 注意加强卫生资源优先次序配置的公众参与

重庆市卫生资源优先次序配置需要设计更多渠道和方法，更多发挥媒体代言的力量，并特别注意加强公众参与赋权。目前并没形成各利益方均衡平等博弈的局面，通过对资源进行优先次序配置规划，必然涉及利益再分配。建议探索多方共赢、制衡机制，实现利益共享。

4. 卫生决策者应不断提升决策水平，加强与学术研究联动

对于卫生资源优先次序配置的学术研究而言，虽然优先次序配置可以运用疾病负担等经济学方法做定量分析，以确定如何进行优先选择，但优先次序配置所面对的分配情境是复杂而难以抉择的，学界应多应用伦理学、政治学、社会学等优先级分析方法，并使可操作性的研究成果便利于政府的具体卫生优先次序配置工作。而决策者也需要具备终生学习的观念，不断提升自己卫生决策的知识技能，以开放的态度合理借鉴并推动学术成果的转化。

5. 卫生资源配置领域的支付方式改革

2011 年 5 月，人社部发布《关于进一步推进医疗保险付费方式改革的意见》，提出在总额预付的基础上探索按人头付费和按病种付费的支付方式，这标志着我国在医疗费用支付方式上迈出了重要的一步。2015 年以来发布的城市和县域公立医院改革方案中，支付方式改革也被提到比较重要的位置。总额预付制"结余留用，超支不补"的原则可以保证基金收支平衡，保险机构可以对医疗卫生费用进行较为可靠的控制，医疗机构收入确定，可以减少医疗定点机构过度超支的行为，降低药占比，提高服务效率。但同时，总额预付制也存在许多问题，可能带来医疗机构服务质量的降低。医保付费方式改革的目的不仅是为了控制费用，而是要使医院有效转变经营管理模式，不再将眼光仅仅放在创收之上。总额预付制的实行将医疗费用控制的压力放在了医疗机构身上，极大可能带来医疗机构主动性和积极性的降低，难以保证诊疗效果和服务质量。在"结余留用，超支不补"的原则之下，医疗机构只能自己承担超出部分的费用。因此为了规避费用风险，医疗机构在实际诊疗时容易以经济考虑作为诊疗导向，缩减成本、削减服务，患者无法享受到应有的服务。在费用面临超支的时候，医疗机构甚至通过限制医保重症患者的收治或是收治后不进行有效的治疗来缩减费用。此外，还可能

存在费用转嫁的问题，为控制费用，医疗机构往往利用自身优势诱使患者购买医保外自费药品，加重患者的负担。因此，实践中对支付方式的运用是综合的。人头收费一定程度上又可以减少医疗机构因收入确定而降低服务质量的现象，因为人头付费制下，医疗机构必然要通过提高服务质量来留住顾客。此外，按病种付费也能在鼓励医疗机构节约医疗资源方面起到作用。从单一的按服务项目收费到三种付费方式的结合，不仅能够更好地控制医院成本、降低费用，也能更好地确保患者所获取的医疗服务的质量。但在这种付费方式下，如何保证成本信息的充分获取以确定额度，如何将医院的患者人数控制在合理范围内等问题也亟待解决。近年来，我国也开始着力研究总额预付制下的单病种质量控制及临床路径管理。比如，2016 年 7 月国家发展改革委、国家卫生计生委、人力资源和社会保障部、财政部发布《关于印发推进医疗服务价格改革意见的通知》（发改价格〔2016〕1431 号），提出"推进医疗服务定价方式改革，扩大按病种、按服务单元收费范围，逐步减少按项目收费的数量"，并增加按病种收费的病种数量。

七　研究局限和展望

本次的重庆卫生资源优先次序配置问卷调查是一次初探性调查，也是国内首次尝试研究地方卫生资源配置的优先项目及决策标准问题，可为我国卫生资源政府治理的优化提供更多的规范依据。本调查虽然能够在一定程度上反映卫生行政人员对卫生资源优先抉择的决策偏好，但因为态度测试对象有限，尚不能全面、清晰地描述更多人群的态度，下一步需要继续扩大样本量，并结合关键人物访谈对微观决策行为机制背后的深层次原因做详尽探究。

结　语

　　卫生资源配置是历次医疗改革的重点议题，围绕资源分配的争论比较激烈，包括：是由政府主导还是以市场调节为主，效率和公平何者优先，资源重点投入给供方还是需方等。我国卫生资源的配置长期存在重城市、轻农村，重治轻防的失衡格局。这种状况不能适应疾病模式的变化，降低了基本卫生服务的可及性和公平性，造成了卫生资源的浪费、低效与不足并存，加重了城乡居民的疾病负担，拉大了健康阶层差距与贫富差距。虽然新一轮医疗改革已着手解决上述问题，但这种失衡格局的改变不是一日之功。就当下中国的宏观卫生改革而言，公平的资源配置是首要问题。随着新医改的推进，更公平地配置资源需要提高政府资源治理能力，也需要遵循适切的优先标准、公平程序去推动卫生资源的优先次序配置，以促进区域卫生规划，从根本上改善卫生资源配置公平性。

　　鉴于医疗卫生需求的无限增长和供给总量的有限性，卫生稀缺资源的优先分配问题无可避免，为应对稀缺卫生资源的供需矛盾和配置困境，很多国家政府都很重视资源投入的优先级问题。医疗乃至整个卫生系统的战略性问题是政府需要对稀缺资源尽可能最优利用。由于公共卫生具有公共产品属性，应由政府承担主要责任进行治理。因此，本课题所探讨的优先级分配决策研究的出发点是基于将政府作为稀缺资源的主导分配者（对于公共卫生领域来说政府则是单一分配者），目的是促进健康和资源分配。《2000 年世界卫生报告》指出，卫生管理是好政府的本分。对于每个国家来说，这意味着人民群众的健康必须始终是国家优先考虑的一项工作，政府对人民群众健康的责任是持续的、永久性的。管理工作包括确定卫生政策的远景和方向、通过管理施加影响、收集和利用信息等。所有国家均需要明确的政策以分配资源并确保有限的资源被花费在明确的、高度重点的地区、项目和人群上。

虽然关于卫生资源的合理配置见仁见智，但是本研究立论出发点认为，关键问题应是保障以公平为配置目标的卫生资源优先级分配。以公平为配置目标的实现可以有很多路径，而本研究选取了优先次序配置作为研究视角，并认为在现实卫生资源稀缺的背景下，必然存在多个项目或多方的资源竞争和争夺，若不能及时观测到这种供需紧张，并承认应当由政府主导改善卫生资源优先次序配置的公平性，将引发一系列问题，比如前期资源配置中以供方为导向的马太效应累积，加重了资源配置的不均和不公，而迫切需要资源投入的地区和脆弱人群却无法触及优质资源，倘若政府不恰当介入或滞后治理会导致公平性逐渐下降，并最终导致更大范围的群众满意度低下。因此，卫生资源的公平配置是合理配置的前提，而政府的"应然"资源治理是关键，理想的治理需要政府弄清优先次序配置的本质是什么，应当借助哪些程序和标准予以恰当的开展，并不断减小"应然"和"实然"之间的差距。

理想状态下，优先次序配置被视为技术过程，可以运用经济学方法做定量分析，以确定如何进行优先选择。但在实践中，优先级所面对的分配情境是复杂而难以抉择的。本书与主流单一应用经济学分析确定优先级不同，结合应用伦理学、政治学、社会学等优先级研究方法展开分析。具体来说，在程序公平方面采用合理问责框架（A4R）的伦理学分析方法，以及公众参与研究（PAR）的社会学研究方法，而在实质公平研究部分，对治理的具体路径运用政治、经济、法律等多元视角展开分析。

因为优先次序配置牵涉政治、经济、文化、组织、管理等不同层面的因素，这使得卫生资源优先配置决策难以抉择，并充满了价值观的冲突与竞争项目及人群的选择，虽然关于如何抉择有分配正义、机会平等、自由主义、功利主义以及新旧福利经济学理论等的经典论述，但值得注意的是，东亚文化的社群主义和中国哲学的德性伦理也应是寻求我国资源优先分配伦理思想源泉的重要基础。因为政策制定的"在地化"，不同国家对上述伦理思想有不同偏好，而从伦理价值观念演变到资源优先分配方式的复杂因果机制，可能是一因一果，也可能是多因多果。

卫生资源优先级分配的程序公平是基础，而实质公平的实现需要政府的善治。从政府治理角度分析卫生资源的优先次序配置的实质公平，政府优先分配决策的应然状态是一个"合德"过程，即政府开展卫生资源优先分配的治理过程应是对公众的福利尽责，并关注公民的信任及公民审视政府活动合法性的双向过程，在善治背景下谨慎并负责任地管理人群的卫生福利分配，这个过程可以用合理问责框架的四条件开展评价。卫生资源配置的公平应以民主社会的公共理性为基础而建立，以医疗质量、可及性和可承受性的保障为前提，以合理成本有序、及时地进行，并体现出权利与义务相匹配的合理配置主张，发展中国家特别应注意公众参与的实质环节，应当对利益相关方赋权，使各方都有实质机会参与并表达诉求。公众参与有助于增强卫生政策制定的透明度和有效性，但如何使公众能真正有效地参与并影响医疗改革是亟须解决的难题。回顾国外公众参与的相关实践经验，我国医疗改革公众参与需要加强协商监督机制建构、直接参与度以及价值观建构。

目前我国缺乏"显性"分配标准以及公平程序去平衡各方利益诉求，阻碍了卫生资源分配走向公平配置格局。国外优先分配的诸多伦理原则和决策标准是多元的，但共同的特点是努力确定一个明确透明的优先分配原则和标准以促进优先决策过程有据可依。疾病严重程度、公正或平等的治疗、效果，以需要（Need）为基础和成本效益是多个国家和地区重要的优先次序配置判定基础和明显的出发点。此外，个人原则和团结共济原则也是不少国家的优先次序配置特色。

实证研究部分，本书采用公平性基准（BF）方法评价，把握我国各省卫生资源供需的公平性，与传统的基尼系数和泰尔指数等评价资源配置公平性不同，这一方法可对供需匹配状况有更清楚的差距评估，具体运用卫生服务优先指数（IPHS）和卫生资源分布指数（IRD）进行计算。结果表明，卫生资源配置的失范格局仍未被完全打破，今后仍应继续围绕减少城乡二元化，缩小地域和省际差距而展开，特别是要加强对西部地区的扶持。依据公共卫生领域的五个基准来展开实施路径，未来需要从跨部门的公共卫生合作、全面普及公共卫生干预措施、公平且可持续性筹资、确保提供有效的公共卫生服务、问责这五个方面继续展开。

重庆市卫生资源优先次序配置态度调查，通过问卷收集影响重庆市卫计委公务员卫生资源分配的"隐性"资源治理机制，包括优先标准和优先项目筛选，以及利益相关方态度、对程序公平态度、对上级依从性、决策水平等内外影响因素。通过对重庆市卫计委行政人员的态度调查发现，政府资源分配优先投入的第一方阵主要包括医疗保障、基本药物、食品和药品监督管理、母婴保健、城乡医疗救助。最重要的优先决策标准包括重大疾病风险、公平分享、疾病负担、群众满意度、资源的可持续性发展。对程序公平的理解，符合合理问责框架的公开、关联、修正/上诉和执行这四个条件，虽然关于修正/上诉条件方面的公众赋权仍持比较保守的态度。关于卫生资源优先级决策的内在和外在影响因素的结论显示，一些优先决策的内在影响因素诸如对行政人员管理技术和决策水平，对政府职责范围和权限的正确认知，对宏观改革方针和地方改革思路的把握程度，以及优先决策的外在影响因素，包括行政关系的压力和考核、利益相关方的影响等，基本能够保障卫生资源优先次序配置的顺利实施。此外，虽然重庆市卫计委机关工作人员对于卫生优先次序配置的理解整体上有助于配置公平的实现，但是其自身的决策水平和管理技术也有待进一步提高，比如对于"公平分配"等同于"平均分配"的认知、关于循证卫生决策的理解等方面的不足。在程序公平方面需要进一步加强对公众参与赋权的关注，包括加强对于民营医院的扶持力度等。

由于时间和经费的限制，本研究也存在一定的局限性。在重庆市问卷调查研究中，研究对象主要为省级卫生行政部门，研究对象较为单一，今后研究可增加对比样本。

本书的创新之处体现在：通过优先次序配置理论分析卫生资源的公平性改善问题，可为资源规划和治理提供新思路；引入合理问责框架、公众参与研究、公平基准分析等分析方法，对中国卫生资源情景展开理论和实证分析；首次开展卫生资源优先次序配置的省级卫生厅行政人员态度调查。

基于本次研究所积累的理论基础，希望能在今后将相关理论应用到地方决策研究中，为地方区域卫生优先级规划提供参考。

附　录

重庆市卫生资源优先次序配置态度调查问卷

尊敬的卫生行政管理人员：

您好！

为更好地开展重庆市卫生资源优先次序配置研究工作，恳请您如实回答下列问题，您在卫生事业管理方面的宝贵经验和深入见解，将有助于确定卫生资源优先次序配置的优先项目、优先标准和相关影响因素。此问卷为匿名填写，答案无对错之分。希望能得到您的大力支持与合作。

谢谢！

重庆市卫生资源优先次序配置态度调研组

一　基本情况（请在您的选择前打"√"）

1. 您的年龄是（　　）。

A. 20—29 岁　　　　B. 30—39 岁　　　　C. 40—49 岁

D. 50—59 岁　　　　E. 60—69 岁

2. 您的性别是（　　）。

A. 男　　　　　　　B. 女

3. 您现在是所在单位的（　　）。

A. 高层管理人员　　B. 中层管理人员　　C. 一线行政管理人员

4. 您目前主要从事（　）领域的管理工作。

A. 行政管理　　　　B. 医疗管理　　　C. 疾病控制管理

D. 妇幼保健管理　　E. 卫生监督

F. 若以上都不是，请填写：＿＿＿＿＿＿

二　资源总量一定的情况下，需要对资源配置进行优先性排序，请对以下项目进行优先程度选择并打"√"，若有补充请填写在空白框中（请注意不能全都是优先）

A	基本药物	5	4	3	2	1
B	医疗保障	5	4	3	2	1
C	慢性病防治（如高血压）	5	4	3	2	1
D	高新医疗科技研发	5	4	3	2	1
E	母婴保健	5	4	3	2	1
F	城乡医疗救助	5	4	3	2	1
G	卫生信息化建设	5	4	3	2	1
H	老年人群的医疗保健	5	4	3	2	1
I	重点传染病防治（如结核病）	5	4	3	2	1
J	健康教育与健康促进	5	4	3	2	1
K	适宜技术推广	5	4	3	2	1
L	基层医疗卫生机构标准化建设	5	4	3	2	1
M	民营医院	5	4	3	2	1
N	中医药和民族医药	5	4	3	2	1
O	食品和药品监督管理	5	4	3	2	1
P	抑郁症等精神病防治	5	4	3	2	1
Q		5	4	3	2	1

注：优先强度说明：5 为最优先，4 为优先，3 为无所谓，2 为不优先，1 为最不优先。

三　您筛选资源配置优先项目的标准或依据是什么，请对以下优先标准按重要性程度进行选择并打"√"，若有补充请填写在空白框中

A	重大疾病风险	5	4	3	2	1
B	公平分享	5	4	3	2	1
C	群众满意度	5	4	3	2	1
D	优质卫生资源广覆盖	5	4	3	2	1
E	疾病负担	5	4	3	2	1
F	社会价值观	5	4	3	2	1
G	成本效益最大化	5	4	3	2	1
H	卫生系统整合（如双向转诊）	5	4	3	2	1
I	资源的可持续性发展	5	4	3	2	1
J	参照上一年度的资源配置情况	5	4	3	2	1
K	循证卫生决策	5	4	3	2	1
L	政绩考核	5	4	3	2	1
M	决策者的管理经验	5	4	3	2	1
N	地方财政可承受	5	4	3	2	1
O		5	4	3	2	1

注：重要性程度说明：5 为非常重要，4 为比较重要，3 为无所谓，2 为不重要，1 为很不重要。

四　以下是关于卫生资源配置的一些看法，请仔细阅读每个语句，并用"√"选择您对每个看法的认同程度，答案并无对错之分，仅是对您的态度进行测试

1	卫生资源配置应当优先考虑当地民众的需求	5	4	3	2	1
2	在非主城区新建三甲医院有助于解决卫生资源集中分布问题	5	4	3	2	1
3	医改新增的卫生资源应优先投入基本公共卫生领域	5	4	3	2	1
4	政府应主导公共卫生领域的资源配置工作	5	4	3	2	1
5	对弱势群体和不发达地区应加大资源投入	5	4	3	2	1
6	医疗供方对卫生资源的重点投向有非常重要的影响	5	4	3	2	1
7	成本效益的评估有利于卫生资源的优先供给政策的制定	5	4	3	2	1
8	资源配置实践经常会因为满足上级指令而妥协	5	4	3	2	1
9	很多卫生资源被旧有的管理模式所浪费	5	4	3	2	1
10	卫生优先项目的选择应当有正式而明确的标准	5	4	3	2	1
11	卫生资源优先配置的决策过程应当公开透明	5	4	3	2	1
12	畅通的意见反馈机制有助于卫生资源的配置决策	5	4	3	2	1
13	应当增加公众参与资源配置决策的机会	5	4	3	2	1
14	学术研究不可能起到实质改善卫生资源配置的作用	5	4	3	2	1
15	资源的公平分配就是指资源的平均分配	5	4	3	2	1
16	媒体在健康传播中总是起到负面作用	5	4	3	2	1
17	政府应加强对民营医院的扶持和监管力度	5	4	3	2	1
18	公众健康素养水平低下，无法理解或支持卫生优先项目设置	5	4	3	2	1

注：态度强度说明：5 为非常赞同，4 为有些赞同，3 为无所谓，2 为不太赞同，1 为很不赞同。

谢谢您的合作！

若您希望及时了解该研究结果，请填写您的联系方式。

电子邮箱：＿＿＿＿＿＿（或）电话：＿＿＿＿＿＿

我们会对您的私人信息严格保密。

重庆市卫生资源优先次序配置态度
调查相关数据因子分析

本部分主要选取重庆市卫计委省级行政人员的原始数据进行调查，因为调查人群都集中在行政机关，更接近决策者的群体特征。

因子分析与降维的专业解释：

优先项目部分数据经过巴特利特球度检验和 KMO 检验，发现 KMO 值为 0.755，P < 0.05，可以做因子分析。运用 SPSS13.0 软件，提取方法为主成分分析法，运用方差极大正交旋转方法，共计旋转 8 次，旋转后的因子载荷矩阵分为 4 个维度（见附表1）。

附表1　　　　　优先项目数据旋转后的因子载荷矩阵

优先项目（16 项）	因子			
	1	2	3	4
基本药物	0.706			
医疗保障	0.699			
慢性病防治（如高血压）	0.685			
高新医疗科技研发	0.67			
母婴保健	0.57			
城乡医疗救助	0.54			
卫生信息化建设	0.501			
老年人群的医疗保健		0.752		
重点传染病防治（如结核病）		0.645		
健康教育与健康促进		0.64		
适宜技术推广		0.601		
基层医疗卫生机构标准化建设		0.502		
民营医院			0.729	
中医药和民族医药			0.724	
食品和药品监督管理				0.772
抑郁症等精神病防治				0.747

附表2　　　　　　　　优先项目数据的降维专业解释

维度1	维度2	维度3	维度4
基本药物	老年人群的医疗保健	民营医院	食品和药品监督管理
医疗保障	重点传染病防治（如结核病）	中医药和民族医药	抑郁症等精神病防治
慢性病防治（如高血压）	健康教育与健康促进		
高新医疗科技研发	适宜技术推广		
母婴保健	基层医疗卫生机构标准化建设		
城乡医疗救助			
卫生信息化建设			

按照统计学所分列的四个维度进行专业解释（见附表2），维度1属于新医改两大重要优先项目和应当优先的特殊人群，维度2属于当前发展较为薄弱的热门发展项目，维度3属于弱势医疗发展项目，维度4属于当下社会热门议题。

优先决策标准数据经过巴特利特球度检验和KMO检验，发现KMO值为0.837，$P < 0.05$，适合做因子分析。提取方法为主成分分析法，运用方差极大正交旋转方法，共计旋转5次，旋转后的因子载荷矩阵分为4个维度（见附表3）。

附表3　　　　优先决策标准数据旋转后的因子载荷矩阵

优先决策标准（14项）	因子			
	1	2	3	4
决策者的管理经验	0.776			
循证卫生决策	0.772			
政绩考核	0.721			
地方财政可承受	0.692			
参照上一年度的资源配置情况	0.656			

续表

优先决策标准（14项）	因子			
	1	2	3	4
优质卫生资源广覆盖		0.812		
群众满意度		0.802		
资源的可持续性发展		0.494		
社会价值观		0.45		
重大疾病风险			0.764	
疾病负担			0.74	
公平分享			0.622	
成本效益最大化				0.778
卫生系统整合（如双向转诊）				0.532

按照统计学所分列的 4 个维度进行专业解释（见附表 4），维度 1 属于管理经验类，维度 2 属于决策价值观类，维度 3 属于优先分配标准类，维度 4 属于优先分配的效果类。

附表 4　　　　　　　优先决策数据的降维专业解释

维度 1	维度 2	维度 3	维度 4
决策者的管理经验	优质卫生资源广覆盖	重大疾病风险	成本效益最大化
循证卫生决策	群众满意度	疾病负担	卫生系统整合（如双向转诊）
政绩考核	资源的可持续性发展	公平分享	
地方财政可承受	社会价值观		
参照上一年度的资源配置情况			

相关态度调查数据经过巴特利特球度检验和 KMO 检验，发现 KMO 值为 0.634，$P < 0.05$，可以做因子分析。提取方法为主成分分析法，运用方差极大正交旋转方法，共计旋转 6 次，旋转后的因子载荷矩阵分为 5 个维度（见附表 5）。

附表 5　　　　　态度选择数据旋转后的因子载荷矩阵

态度选择（18 项）	因子				
	1	2	3	4	5
1. 卫生资源配置应当优先考虑当地民众的需求					0.515
2. 在非主城区新建三甲医院有助于解决卫生资源集中分布问题		0.479			
3. 医改新增的卫生资源应优先投入基本公共卫生领域				0.622	
4. 政府应主导公共卫生领域的资源配置工作				0.75	
5. 对弱势群体和不发达地区应加大资源投入					0.608
6. 医疗供方对卫生资源的重点投向有非常重要的影响		0.683			
7. 成本效益的评估有利于卫生资源的优先供给政策的制定		0.714			
8. 资源配置实践经常会因为满足上级指令而妥协					−0.709
9. 很多卫生资源被旧有的管理模式所浪费	0.764				
10. 卫生优先项目的选择应当有正式而明确的标准	0.552				
11. 卫生资源优先配置的决策过程应当公开透明	0.704				
12. 畅通的意见反馈机制有助于卫生资源的配置决策	0.683				
13. 应当增加公众参与资源配置决策的机会	0.766				
14. 学术研究不可能起到实质改善卫生资源配置的作用			0.79		
15. 资源的公平分配就是指资源的平均分配			0.784		
16. 媒体在健康传播中总是起到负面作用			0.649		
17. 政府应加强对民营医院的扶持和监管力度		0.631			
18. 公众健康素养水平低下，无法理解或支持卫生优先项目设置			0.605		

附表6　　　　　　　　认知态度数据降维的专业解释

维度	题目	专业解释
维度1	10. 卫生优先项目的选择应当有正式而明确的标准 11. 卫生资源优先配置的决策过程应当公开透明 12. 畅通的意见反馈机制有助于卫生资源的配置决策 13. 应当增加公众参与资源配置决策的机会 9. 很多卫生资源被旧有的管理模式所浪费	程序公平
维度2	2. 在非主城区新建三甲医院有助于解决卫生资源集中分布问题 6. 医疗供方对卫生资源的重点投向有非常重要的影响 7. 成本效益的评估有利于卫生资源的优先供给政策的制定 17. 政府应加强对民营医院的扶持和监管力度	决策水平测试
维度3	14. 学术研究不可能起到实质改善卫生资源配置的作用 15. 资源的公平分配就是指资源的平均分配 16. 媒体在健康传播中总是起到负面作用 18. 公众健康素养水平低下，无法理解或支持卫生优先项目设置	决策水平测试 （反向题）
维度4	3. 医改新增的卫生资源应优先投入基本公共卫生领域 4. 政府应主导公共卫生领域的资源配置工作	卫生行政环境
维度5	1. 卫生资源配置应当优先考虑当地民众的需求 5. 对弱势群体和不发达地区应加大资源投入 8. 资源配置实践经常会因为满足上级指令而妥协	卫生行政环境

　　从专业角度解释上述维度，可大致分为三大类：第一类是程序公平的测试，程序公平的测试10—13主要依据合理问责框架的四个条件。9是关于行政管理的评价，对卫生资源旧有管理模式的满意度不高与程序公平性方面存在的问题有很大关系，如政策制定不透明公开等。第二类是对行政人员决策水平的测试，当然对决策水平的影响是多方面的，如管理技术水平的掌握情况，是否善于借助媒体、学术研究等提升决策影响力，对民众、医疗供方、媒体、民营等非公立机构等利益相关方的认知。第三类包括对卫生行政环境的感知，包括对上下级行政关系的感知，对政府职责范围的理解，对新医改和卫生新政政策价值观的理解、遵守、执行等方面（见附表6）。

参考文献

［1］ 白钢、史卫民：《中国公共政策分析》，中国社会科学出版社
2007 年版。

［2］ 何伦、施卫星：《临床生命伦理学导论：生命的困惑》，东南大
学出版社 2005 年版。

［3］ 刘庆元、刘宝宏：《战略管理：分析、制定与实施》，东北财经
大学出版社 2001 年版。

［4］ 刘喜珍：《老龄伦理研究》，中国社会科学出版社 2009 年版。

［5］ 潘明星、韩丽华：《政府经济学》，中国人民大学出版社 2008
年版。

［6］ 石光、李明柱：《澳大利亚卫生保健制度》，人民卫生出版社
2004 年版。

［7］ 王延中：《中国卫生改革与发展实证研究》，中国劳动社会保障
出版社 2008 年版。

［8］ 中国科学院人口健康领域战略研究组：《中国至 2050 年人口健
康科技发展路线图》，科学出版社 2009 年版。

［9］ ［美］阿瑟·奥肯：《平等与效率：重大抉择》，王奔洲译，华
夏出版社 2010 年版。

［10］ ［德］彼得·欧伯恩德、托马斯·埃克、于尔根·策尔特等：
《卫生经济学与卫生政策》，钟诚译，山西经济出版社 2007
年版。

［11］ ［英］庇古：《福利经济学》，金镝译，商务印书馆 2006 年版。

［12］ ［美］布赖恩·琼斯：《再思民主政治中的决策制定：注意

力、选择和公共政策》，刘新胜、张国庆、李丹阳译，北京大学出版社2010年版。

[13] ［美］Dean T. Jamison：《全球卫生优先事项》，张炜译，中国财政经济出版社2006年版。

[14] ［美］德兰诺夫：《你的生命价值多少》，李国芳译，中国人民大学出版社2004年版。

[15] ［美］富兰德等：《卫生经济学》，于保荣等译，中国人民大学出版社2010年版。

[16] ［英］罗伯特·罗茨：《新的治理》，载俞可平主编《治理与善治》，社会科学文献出版社2000年版。

[17] ［美］雷蒙德·埃居、约翰·兰德尔·格罗夫斯：《卫生保健伦理学》，应向华译，北京大学出版社2005年版。

[18] ［美］普雷克尔、兰登布伦纳：《明智的支出——为穷人购买医疗卫生服务》，郑联盛、王小芽译，中国财政经济出版社2006年版。

[19] ［挪］斯坦因·U. 拉尔森：《社会科学理论与方法》，任晓等译，上海人民出版社2002年版。

[20] ［美］托马斯·戴伊：《理解公共政策》，谢明译，北京大学出版社2006年版。

[21] ［德］托马斯·莱塞尔：《法社会学导论》，高旭军译，上海人民出版社2007年版。

[22] ［美］威廉·科克汉姆：《医学社会学》，杨辉、张拓红等译，华夏出版社2000年版。

[23] ［美］维克托·R. 福克斯：《谁将生存？——健康、经济学和社会选择》，罗汉译，上海人民出版社2000年版。

[24] ［日］俞炳匡：《医疗改革的经济学》，赵银华译，中信出版社2008年版。

[25] ［美］约翰·克莱顿·托马斯：《公共决策中的公民参与》，孙柏瑛等译，中国人民大学出版社2010年版。

［26］白鸽、李丹、孙梅：《医改何去何从——政策研究者郝模教授
纵论医改访谈录》，《中国卫生资源》2009 年第 12 卷第 5 期。

［27］蔡江南：《美英两国医改新进展及对中国医改的启示》，《中
国卫生政策研究》2011 年第 4 卷第 3 期。

［28］陈春辉、李顺平：《我国中央财政卫生转移支付方式探讨》，
《中国卫生经济》2010 年第 29 卷第 1 期。

［29］丁学良：《国际视野下的中国医改》，《财经文摘》2009 年第
9 卷第 6 期。

［30］段春波、于普林：《WHO/中国老年社区卫生服务研讨会纪
要》，《中华老年医学杂志》2003 年第 22 卷第 12 期。

［31］杜英歌、娄成武：《协商民主对公民参与的多维审视与局限》，
《南京社会科学》2011 年第 1 期。

［32］费里西亚·玛丽亚·纳乌勒、埃克多尔·阿雷奥拉·奥尔内
拉斯、奥斯卡·门德斯—卡尔尼阿多等：《墨西哥的全民医疗
保险改革》，《经济社会体制比较》2009 年第 4 期。

［33］耿瑛、裴丽昆、David Legge：《增加政府投入提高医药卫生服
务的公平性和可及性》，《中国卫生经济》2009 年第 28 卷第 3
期。

［34］龚向光：《疾病预防控制资源配置研究》，《中国卫生经济》
2005 年第 8 期。

［35］顾昕：《泰国的医疗救助制度及其对我国的启示》，《中国行
政管理》2006 年第 7 期。

［36］何哲：《"善治"概念的核心要素分析——一种经济方法的比
较观点》，《理论与改革》2011 年第 5 期。

［37］和经纬：《全国性医疗卫生政策评估的方法论策略——墨西哥
全民医保政策评估的经验》，《公共管理评论》2009 年第
1 期。

［38］胡苏云：《中国农村人口医疗保障：穷人医疗干预视角的分
析》，《中国人口科学》2006 年第 3 期。

[39] 杰索普：《治理的兴起机器失败的风险：以经济发展为例的论述》，《国际社会科学》（中文版）1999 年第 11 卷第 1 期。

[40] 李红文：《公共健康与公共政策：建构一种规范性分析框架》，《哲学动态》2011 年第 4 期。

[41] 李杰：《公平与效率：三十年不同学科研究述评》，《社会科学研究》2008 年第 6 期。

[42] 李玲：《美国医改对我国医改的启示》，《中国卫生政策研究》2010 年第 2 卷第 5 期。

[43] 李岳峰、吴明：《对我国卫生资源配置的再认识》，《生产力研究》2009 年第 10 期。

[44] 刘承礼：《近三十年来西方文献关于公平与效率研究的基本观点述要》，《政治经济学评论》2008 年第 1 期。

[45] 刘国恩、官海静、高晨：《中国社会办医的现状分析》，《中国卫生政策研究》2013 年第 6 卷第 9 期。

[46] 刘继同：《个人疾病痛苦与公共政策议题：重塑公共卫生政策角色》，《卫生经济研究》2005 年第 10 期。

[47] 刘继同：《卫生改革"困境成因"的系统结构分析与宏观战略思考》，《中国卫生经济》2005 年第 11 期。

[48] 刘继同：《卫生资源的四次分配机制与分配性公平卫生改革模式的战略思考》，《中国卫生经济》2006 年第 25 卷第 2 期。

[49] 刘钧：《西方福利经济学发展浅探》，《中央财经大学学报》2001 年第 3 期。

[50] 刘晓红：《奥巴马政府卫生改革分析》，《中国卫生政策研究》2009 年第 2 卷第 12 期。

[51] 刘嫣、齐璐璐、朱骞等：《我国社会资本办医的历史和相关政策的发展》，《中国医院管理》2014 年第 34 卷第 5 期。

[52] 卢春玲：《美国老年保健计划与改革》，《美国研究》2003 年第 1 期。

[53] 罗莉、胡蕊、孙肖潇等：《全国卫生监督机构人员数量及编制

情况分析》，《中国卫生监督杂志》2011 年第 18 卷第 5 期。

[54] 罗元文、王慧：《日本医疗保险制度经验对中国的启示》，《日本研究》2009 年第 4 期。

[55] 石东风、于连芳：《地方卫生立法中存在问题刍议》，《中国卫生法制》2007 年第 13 期。

[56] 王海荣、林枫、周绿林：《透过神木"免费医疗"看当前县域医改方略》，《中国卫生经济》2009 年第 28 卷第 10 期。

[57] 王虎峰：《论争中的中国医改问题、观点和趋势》，《中共中央党校》2008 年第 12 卷第 3 期。

[58] 戚畅：《体制转型中的我国医疗保险制度》，《中国卫生经济》2006 年第 25 卷第 1 期。

[59] 卫龙宝、储雪玲、王恒彦：《我国城乡老年人口生活质量比较研究》，《浙江大学学报》（人文社科版）2008 年第 6 期。

[60] 韦森：《个人主义与社群主义——东西方社会制序历史演进路径差异的文化原因》，《复旦学报》（社会科学版）2003 年第 3 期。

[61] 崲怡、贺加：《国外卫生资源分配的公众参与研究——基于卫生优先次序配置理论的思考》，《中国卫生经济》2012 年第 31 卷第 4 期。

[62] 崲怡、贺加：《国外医疗基本立法特色内容对中国医改的启示》，《中国社会医学杂志》2013 年第 30 卷第 1 期。

[63] 崲怡、贺加：《我国医疗改革进程中卫生资源分配的公平性研究——基于合理问责框架的分析》，《道德与文明》2012 年第 6 期。

[64] 崲怡、贺加：《新医改背景下卫生资源配置制度伦理研究——以效率与公平的平衡为视角》，《中国医学伦理学》2012 年第 25 卷第 2 期。

[65] 崲怡、贺加：《新医改进程中老年卫生保健服务相关问题研究》，《中国社会医学》2012 年第 29 卷第 6 期。

［66］峗怡、贺加：《新医改时期我国地方医改两种模式的对比研究》，《中国卫生经济》2010 年第 29 卷第 7 期。

［67］峗怡、贺加：《医疗改革的公众参与问题研究》，《医学与哲学》2012 年第 33 卷第 1 期。

［68］峗怡、贺加：《医疗紧急情况下知情同意的代理相关法律问题》，《中国医院管理》2011 年第 31 卷第 5 期。

［69］峗怡、贺加：《优先次序配置研究对我国卫生政策制定的启示》，《中国卫生事业管理》2011 年第 28 卷第 8 期。

［70］峗怡、贺加：《卫生资源配置公平基准评价框架及其对中国的借鉴》，《中国医学伦理学》2014 年第 2 期。

［71］峗怡：《福利社会卫生资源优先配置的伦理标准探析》，《道德与文明》2014 年第 2 期。

［72］峗怡：《卫生资源优先次序分配的影响因素研究：基于重庆卫生行政人员态度调查》，《中国卫生事业管理》2015 年第 32 卷第 1 期。

［73］峗怡：《我国公共卫生资源配置的公平性评价研究——基于公平基准方法的实证分析》，《中国卫生经济》2014 年第 33 卷第 1 期。

［74］峗怡：《我国社会办医发展中存在的问题及治理策略研究》，《中国全科医学》2016 年第 19 卷第 15 期。

［75］峗怡、王林、贺加：《基于合理问责框架的卫生政策制定公平性分析——以新医改方案为例》，《中国卫生政策研究》2012 年第 5 卷第 8 期。

［76］峗怡、肖莉丽、贺加：《重庆市卫生资源优先次序配置态度调查：优先项目与决策标准》，《中国卫生事业管理》2014 年第 31 卷第 1 期。

［77］伍小兰：《中国农村老年人口照料现状分析》，《人口学刊》2009 年第 6 期。

［78］习近平：《关于〈中共中央关于制定国民经济和社会发展第十

三个五年规划的建议〉的说明》,《实践:思想理论版》2015年第 23 期。

[79] 徐长恩、全世超、周新朝等:《双向转诊下转难影响因素量化分析》,《中国卫生事业管理》2009 年第 26 卷第 6 期。

[80] 徐巍巍、费南德·冯·德凡等:《荷兰卫生体系管理竞争改革的经验及对我国的启示》,《中国卫生政策研究》2011 年第 4 卷第 7 期。

[81] 许岩丽、刘志军:《澳大利亚老年保健服务现况分析及其对我国的启示》,《医学与哲学》(人文社会医学版)2008 年第 29 卷第 8 期。

[82] 姚建红:《澳大利亚的医疗保险制度》,《中国卫生经济》2006 年第 25 卷第 6 期。

[83] 尹希果、朱猛新:《医改方案的制度预期:一个制度变迁理论框架的分析》,《福建论坛》(人文社会科学版)2009 年第 1 期。

[84] 俞可平:《当代西方社群主义及其公益政治学评析》,《中国社会科学》1998 年第 3 期。

[85] 俞可平:《全球治理引论》,《马克思主义与现实》2002 年第 1 期。

[86] 俞可平:《善治与幸福》,《马克思主义与现实》2011 年第 2 期。

[87] 俞可平:《治理和善治:一种新的政治分析框架》,《南京社会科学》2001 年第 9 期。

[88] 张昌彩:《人口老龄化:影响、特点与对策》,《开放导报》2008 年第 3 期。

[89] 赵德余:《政策制定中的价值冲突:来自中国医疗卫生改革的经验》,《管理世界》2008 年第 10 期。

[90] 周成武、严素勤:《我国医疗体制改革导入公私合作伙伴关系的初步探讨》,《中国卫生经济》2007 年第 26 卷第 6 期。

［91］朱德米:《回顾公民参与》,《同济大学学报》(社会科学版) 2009 年第 20 卷第 6 期。

［92］朱恒鹏、昝馨、向辉:《财政补偿体制演变与公立医院去行政化改革》,《经济学动态》2014 年第 12 期。

［93］峗怡:《卫生资源合理配置研究》,第三军医大学博士学位论文,2013 年。

［94］长策智库(CRCCP):《行政管控 VS 购买服务——地方医改方案综合评述》,2010 年。

［95］世界卫生组织:《全球视角下中国医药卫生体制改革监测与评价综合框架》,2009 年。

［96］世界卫生组织:《用一代人时间弥合差距》,2008 年。

［97］王虎峰:《全球视野下的医改周期与规律》,《健康报》2012 年 10 月 18 日。

［98］杨彦:《神木医改半年百姓实惠多少?》,《人民日报》2009 年 11 月 2 日第 12 版。

［99］Bergmark,"Market Reforms in Swedish Health Care: Normative Reorientation and Welfare State Sustainability", *Journal of Medicine and Philosophy*, Vol. 33, No. 3, 2008.

［100］A. D. Asante, A. B. Zwi, "Factors in? Uencing Resource Allocation Decisions and Equity in the Health System of Ghana", *Public Health*, Vol. 123, No. 5, 2009.

［101］Baltussen R., Niessen L., "Priority Setting of Health Interventions: The Need for Multi - criteria Decision Analysis", *Cost Effectiveness and Resource Allocation*, Vol. 4, No. 8, 2006.

［102］Baum F., MacDougall C., Smith D., "Participatory Action Research", *Journal of Epidemiology & Community Health*, Vol. 60, No. 10, 2006.

［103］Baum N., Gollust S., Goold S., Jacobson P., "Ethical Issues in Public Health Practice in Michigan", *American Journal of Pub-*

lic Health, Vol. 99, No. 2, 2009.

[104] Berry S. R., Hubay S., Soibelman H. et al., "The Effect of Priority Setting Decisions for New Cancer Drugs on Medical Oncologists' Practice in Ontario: A Qualitative Study", *BMC Health Service Research*, Vol. 7, No. 1, 2007.

[105] Braveman P., Gruski S., "Defining Equity in Health", *Epidemiol Community Health*, Vol. 57, No. 4, 2003.

[106] Brixi H., *China: Urban Services and Governance*, World Bank, Policy Research Working Paper No. 5030, 2009.

[107] Bruni R. A., Laupacis A., Martin D. K., "Public Engagement in Setting Priorities in Health Care", *Canadian Medical Association Journal*, Vol. 179, No. 1, 2008.

[108] Burgess M., *What Difference Does Public Consultation Make in Ethics?* Vancouver: W. Maurice Centre for Applied Ethics, University of British Columbia, 2003.

[109] Byskov J., Bloch P., Blystad A. ect., "Accountable Priority Setting for Trust in Health Systems—The Need for Research into a New Approach for Strengthening Sustainable Health Action in Developing Countries", *Health Research Policy and Systems*, Vol. 7, No. 10, 2009.

[110] Calltorp J., "Priority Setting in Health Policy in Sweden and a Comparison with Norway", *Health Policy*, Vol. 50, No. 1 – 2, 1999.

[111] Chris Ham, "Priority Setting in Health Care: Learning from International Experience", *Health Policy*, Vol. 42, No. 1, 1997.

[112] Chris James, Guy Carrin, William Savedoff et al., "Clarifying Efficiency – Equity Tradeoffs Through Explicit Criteria, with a Focus on Developing Countries", *Health Care Analysis*, Vol. 13, No. 1, 2005.

[113] Cook R. J., "Exploring Fairness in Health Care Reform", *Journal for Juridical Science*, Vol. 29, NO. 3, 2004.

[114] Daniels N., Bryant J., Castano R. A. et al., "Benchmarks of Fairness for Health Care Reform: A Policy Tool for Developing Countries", *Bulletin of the World Health Organization*, Vol. 78, No. 6, 2000.

[115] Daniels N., Flores W., *An Evidence – Based Approach to Benchmarking Fairness in Health Sector Reform in Latin America*, WHO, 2004.

[116] Daniels N., *Just Health: Meeting Health Needs Fairly*, Cambridge: Cambridge University Press, 2008.

[117] Daniels N., "Justice, Health, and Healthcare", *The American Journal of Bioethics*, Vol. 1, No. 2, 2001.

[118] Daniels N., Sabin J. E., *Setting Limits Fairly: Can we Learn to Share Medical Resources?* Oxford UK: Oxford University Press, 2002.

[119] David B., William H., "Lessons from the East China's Rapidly Evolving Health Care System", *New England Journal of Medicine*, Vol. 372, No. 14, 2015.

[120] Dixon J., Welch H., "Priority Setting: Lessons from Oregon", *Lancet*, Vol. 337, No. 8746, 1991.

[121] Doxman A., Lewin S., Lavis J. N. et al., "Support Tools for Evidence – informed Health Policymaking: Engaging the Public in Evidence – informed Policy Making", *Health Research policy and System*, Vol. 7, No. suppl 1, 2009.

[122] Edgar W., "Rationing Health Care in New Zealand—How the Public Has a Say", in Coulter A., Ham C., eds., *The Global Challenge of Healthcare Rationing*, Philadelphia: Open University Press, 2000.

[123] Englehardt H. T. , *The Foundations of Bioethics*, Oxford: Oxford University Press (Second edition ed.), 1996.

[124] F. A. Rozovsky, *Consent to Treatment: A Practiical Guide*, Boston: Little, 1984.

[125] Feng X. L. , Guo S. F. , Hipgrave D. et al. , "China's Facility – based Birth Strategy and Neonatal Mortality: A Population – based Epidemiological Study", *Lancet*, Vol. 378, No. 9801, 2011.

[126] Fischer C. , *Resource Allocation in the Public Sector: Values, Priorities and Markets in the Management of Public Services*, New York: Routledge, 1998.

[127] Friedman A. , "Beyond Accountability for Reasonableness", *Bioethics*, Vol. 22, No. 2, 2008.

[128] Ford A. , "Accountability for Reasonableness: The Relevance, or Not, of Exceptionality in Resource Allocation", *Medicine Health Care & Philosophy*, Vol. 18, No. 2, 2015.

[129] Gibson J. L. , Martin D. K. , Singer P. A. , "Priority Setting for New Technologies in Medicine: A Transdisciplinary Study", *BMC Health Services Research*, Vol. 2, No. 1, 2002.

[130] Gibson J. L. , Martin D. K. , Singer P. A. , "Priority Setting in Hospitals: Fairness, Inclusiveness, and the Problem of Institutional Power Differences", *Soc Sci Med*, Vol. 61, No. 11, 2005, pp. 2355 – 2362.

[131] Gibson J. , Mitton C. , Martin D. , "Ethics and Economics: Does Program Budgeting and Marginal Analysis Contribute to Fair Priority Setting?", *Journal of Health Services Research & Policy*, Vol. 11, No. 1, 2006.

[132] Gostin L. , Powers M. , "What Does Social Justice Require for the Public's Health?", *Health Affairs*, Vol. 25, No. 4, 2006.

[133] Green S. A. , "Is Managed Care Ethical?", *General Hospital Psy-*

chiatry, Vol. 21, No. 4, 1999.

[134] Guo Y., Kenji Shibuya, Gang Cheng et al., "Tracking China's Health Reform", *Lancet*, Vol. 375, No. 9720, 2010.

[135] Hana Brixi, Yan Mu, Beatrice Targa et al., *Equity and Public Governance in Health System Reform: Challenges and Opportunities for China*, The World Bank, 2011.

[136] Hanson, "Expanding Access to Priority Health Interventions: A Framework for Understanding the Constraints to Scaling – up", *Journal of International Development*, Vol. 15, No. 1, 2003.

[137] Hasman A., Holm S., "Accountability for Reasonableness: Opening the Black Box of Process", *Health Care Anal*, Vol. 13, No. 4, 2005.

[138] Huang Y., "The Sick Man of Asia", *Foreign Affairs*, Vol. 89, No. 6, 2011.

[139] http://www.oecd.org/health/health – systems/Focus – Health – Spending – 2015. pdf, 2015 – 11 – 20.

[140] http://www.shihang.org/zh/news/feature/2012/11/15/chongqing – china – close – urban – rural – gap – in – hospital – services.

[141] Igor Rudan, Kit Yee Chan, Jian S. F. Zhang et al., "Causes of Deaths in Children Younger than 5 Years in China", *Lancet*, Vol. 375, No. 9720, 2008.

[142] Jenny Stewart, "Models of Priority – setting for Public Sector Research", *Research Policy*, Vol. 24, No. 1, 1995.

[143] Kapiriri L., Bondy S. J., "Health Practitioners and Health Planners Information Needs and Seeking Behavior for Decision Making in Uganda", *International Journal of Medical Informatics*, Vol. 75, No. 10 – 11.

[144] Kapiriri L., Matin D., "A Stragety to Improve Priority Setting in Developing Countries", *Health Care Anal*, Vol. 15, No. 3,

2007.

[145] Kapiriri L. , Norheim O. F. , Martin D. K. , "Fairness and Accountability for Reasonableness. Do the Views of Priority Setting Decision Makers Differ Across Health Systems and Levels of Decision Making?", *Social Science & Medicine*, Vol. 68, No. 4, 2009.

[146] Kapiriri L. , Norheim O. F. , Martin D. K. , "Priority Setting at the Micro – , Meso – and Macro – levels in Canada, Norway and Uganda", *Health Policy*, Vol. 82, No. 10, 2007.

[147] Katharina Hauck, Peter C. Smith, Maria Goddard, *The Economics of Priority Setting for Health Care: A Literature Review*, HNP Discussion Paper, 2003.

[148] Kelly M. , "Theories of Justice and Street – Level Discretion", *Journal of Public Administration Research and Theory*, Vol. 4, No. 2, 1994.

[149] Kelson M. , "The NICE Patient Involvement Unit", *Evidence – Based Healthcare Public Health*, Vol. 9, No. 4, 2005.

[150] Kenny N. , Giacomini M. , "Wanted: A New Ethics Field for Health Policy Analysis", *Health Care Analysis*, Vol. 13, No. 4, 2005.

[151] Khanlou N. , Peter E. , "Participatory Action Research Considerations for Ethical Review", *Social Science & Medicine*, Vol. 60, No. 10, 2005.

[152] Klein R. , "Dimensions of Rationing: Who Should do What?", *British Medical Journal*, Vol. 307, No. 6899, 1993.

[153] Laura Reichenbach, "The Politics of Priority Setting for Reproductive Health: Breast and Cervical Cancer in Ghana", *Reproductive Health Matters*, Vol. 10, No. 20, 2002.

[154] Lenaghan J. , "Involving the Public in Rationing Decisions. The

Experience of Citizens Juries", *Health Policy*, Vol. 49, No. 1 – 2, 1999.

[155] Leonie Segal, Ying Chen, *Priority Setting for Health: A Critique of Alternative Models*, Report to the Population Health Division Department of Health and Aged Care, 2001.

[156] Leys W., "Ethics and Administrative Discretion", in Worthley J., ed., *The Ethics of the Ordinary in Health Care*, Chicago: Health Administration Press, 1997.

[157] Maluka S., Kamuzora P., Sebastiān M. S. et al., "Decentralized Health Care Priority – setting in Tanzania: Evaluating Against the Accountability for Reasonableness Framework", *Social Science & Medicine* (1982), Vol. 71, No. 4, 2010.

[158] Maria Goddard, Katharina Hauck, Peter C. Smith, "Priority Setting in Health a Political Economy Perspective", *Health Economics, Policy and Law*, Vol. 1, No. 1, 2006, pp. 79 – 90.

[159] Martin D., Abelson J., Singer P. A., "Participation in Health Care Priority – setting Through the Eyes of the Participants", *Health Serves Policy*, Vol. 7, No. 4, 2002.

[160] Martin D., Singer P., *Canada*, Canada in C. Ham, G. Robert, eds., *Reasonable Rationing: International Experience of Priority Setting in Health Care*, England: Open University Press, 2003.

[161] Mays G., "Organization of the Public Health Delivery System", in Novick L., Morrow C., Mays G., eds., *Public Health Administration, Principles for Population – Based Management*, Sudbury: Jones and Bartlett, 2nd ed., 2008.

[162] Mays G., Smith S., "Geographic Variation in Public Health Spending: Correlates and Consequences", *Health Services Research*, Vol. 44, No. 5, 2009.

［163］ Menon D., Stafinski T., Martin D., "Priority – setting for Healthcare: Who, How, and is it Fair?", *Health Policy*, Vol. 84, No. 2 – 3, 2007.

［164］ Mitton C., Patten S., Waldner H. et al., "Priority Setting in Health Authorities: A Novel Approach to a Historical Activity", *Social Science & Medicine*, Vol. 57, No. 9, 2003.

［165］ Mooney G., Wiseman V., "Burden of Disease and Priority Setting", *Health Economics*, Vol. 9, No. 5, 2000.

［166］ Mossialos Elias and Le Grand Julian, eds., *Health Care and Cost Containment in the European Union*, UK: Ashgate, Aldershot, 1999.

［167］ Murray C., Frenk J., "A Framework for Assessing the Performance of Health Systems", *Bulletin of the World Health Organization*, Vol. 78, No. 6, 2000.

［168］ Murray C. J. L., Lopez A. D, eds., *The Global Burden of Disease*, Cambridge: Harvard University Press, 1996.

［169］ Nancy M. Baum, "Resource Allocation in Public Health Practice: A National Survey of Local Public Health Officials", *Public Health Manag Pract*, Vol. 17, No. 3, 2011.

［170］ Nancy M. Baum, *Resource Allocation in Public Health Practice*, Ph. D. dissertation, The University of Michigan, 2010.

［171］ National Advisory Committee on Core Health and Disability Support Services, *Core Services for* 1993 – 94, Wellington: First Report to the Minister of Health, 1992.

［172］ Noor T., Rozar P., Harris S. R. et al., "Priority Setting in HIV/AIDS Control in West Java Indonesia: An Evaluation Based on the Accountability for Reasonableness Framework", *Health Policy & Planning*, Vol. 30, No. 3, 2015.

［173］ Norheim O., *Limiting Access to Health Care: A Contractualist Ap-*

proach to Fair Rationing, Oslo: Oslo University Press, 2003.

[174] Norman D., "Accountability for Reasonableness: Establishing a Fair Process for Priority Setting is Easier than Agreeing on Principles", *BMJ*, Vol. 321, No. 7272, 2000.

[175] Norman Daniels, Donald W. Light, Ronald L. Caplan, *Benchmarks of Fairness for Health Care Reform*, Oxford: Oxford University Press, 1996.

[176] Norman Daniels, *Just Health Care*, Cambridge: Cambridge University Press, 1985.

[177] Norman Daniels, "Toward Ethical Review of Health System Transformations", *American Journal of Public Health*, Vol. 96, No. 3, 2006.

[178] Norman Daniels, Sabin J. E., "Accountability for Reasonableness: An Update", *BMJ*, Vol. 337, No. 7675, 2008.

[179] Norman Daniels, Walter Flores, Supasit Pannarunothai et al., "An Evidence – based Approach to Benchmarking the Fairness of Health – sector Reform in Developing Countries", *Bulletin of the World Health Organization*, Vol. 83, No. 7, 2005.

[180] Nuala Kenny, Christine Joffres, "An Ethical Analysis of International Health Priority – Setting", *Health Care Anal*, Vol. 16, No. 2, 2008.

[181] O' Donnell O., Evan Doorslaer, R. P. Rannan – Eliya et al., "The Incidence of Public Spending on Healthcare: Comparative Evidence from Asia", *World Bank Economic Review*, Vol. 21, No. 1, 2007.

[182] Pallant J., *SPSS Survival Manual*, Berkshire: Open University Press, 3rd ed., 2007.

[183] Parfit Derek, "Equality and Priority", *Ratio (New Series)*, Vol. 10, No. 3, 1997.

［184］ Peacock S. , Mitton C. , Bate A. et al. , "Overcoming Barriers to Priority Setting Using Interdisciplinary Methods", *Health Policy*, Vol. 9 , No. 2 – 3 , 2009.

［185］ Per – Erik Liss, "The Significant of the Goal of Health Care for the Setting of Priorities", *Health Care Analysis*, Vol. 11 , No. 2 , 2003.

［186］ Peter C. Smith, "Health Care Reforms in Europe and their Implications for Japan", *The Japanese Journal of Social Security Policy*, Vol. 3 , No. 2 , 2004.

［187］ Peter C. Smith, "User Charges and Priority Setting in Health Care: Balancing Equity and Efficiency", *Health Economics*, Vol. 24 , No. 5 , 2005.

［188］ Pierre J. , *Debating Governance: Authority, Steering, and Democracy*, Oxford University Press, 2000 , pp. 28 – 40.

［189］ Pierre P. , Peters B. G. , *Governing Complex Societies: Trajectories and Scenarios*, Basingstoke: Palgrave Macmillan, 2005.

［190］ R. Bellah, "Community Properly Understood: A Defense of 'Democratic Communitarianism'", in A. Etzioni, ed. , *The Essential Communitarian Reader*, Lanham, MD: Rowman & Littlefield, 1998.

［191］ *Resolving Health Care's Difficult Choices: Survey of Priority Setting in Sweden and an Analysis of Principles and Guidelines on Priorities in Health Care*, National Centre for Priority Setting in Health Care, 2007.

［192］ Rob Baltussena, Sitapon Youngkonga, Francesco Paoluccic et al. , "Multi – criteria Decision Analysis to Prioritize Health Interventions: Capitalizing on First Experiences", *Health Policy*, Vol. 96 , No. 3 , 2010.

［193］ Scott P. , "Assessing Determinants of Bureaucratic Discretion:

An Experiment in Street – Level Decision Making", *Journal of Public Administration Research and Theory*, Vol. 7, No. 1, 1997.

[194] S. Edgar W. , "Rationing Health Care in New Zealand——How the Public Has a Say", in Coulter A. , Ham C. , eds. , *The Global Challenge of Healthcare Rationin*, Philadelphia: Open University Press, 2000.

[195] Shani S. , Siebzehner M. I. , Luxenburg O. et al. , "Setting Priorities for the Adoption of Health Technologies on a National Level – the Israeli Experience", *Health Policy*, Vol. 54, No. 3, 2000.

[196] Shengelia B. , Murray C. J. L. , Adams O. B. , "Beyond Access and Utilization: Defining and Measuring Health System Coverage", in Murray C. J. L. , Evans D. B. eds. , *Health Systems Performance Assessment: Debates, Methods and Empiricism*, Geneva: World Health Organization, 2003.

[197] Sibbald S. L. , Singer P. A. , Upshur R. , Martin D. K. , "Priority Setting: What Consti – tutes Success? A Conceptual Framework for Successful Priority Setting", *BMC Health Service Research*, Vol. 9, No. 5, 2009.

[198] Simon Mshana, Haji Shemilu, Benedict Ndawi et al. , "What do District Health Planners in Tanzania think about Improving Priority Setting using 'Accountability for Reasonableness'?", *BMC Health Services Research*, Vol. 7, No. 6, 2007.

[199] Smith N. , Mitton C. , Peacock S. et al. , "Identifying Research Priorities for Health Care Priority Setting: A Collaborative Effort between Managers and Researchers", *BMC Health Services Research*, Vol. 9, No. 1, 2009.

[200] Smith N. , Mitton C. , Peacock S. , "Qualitative Methodologies in Health Care Priority Setting Research", *Health Economics*,

Vol. 18, No. 10, 2009.

[201] Sowa J., Selden S., "Administrative Discretion and Active Representation: An Expansion of the Theory of Representative Bureaucracy", *Public Administration Review*, Vol. 63, No. 6, 2003.

[202] Swedish Parliamentary Priorities Commission, *Priorities in Health care*, Stockholm: Ministry of Health and Social Affairs, 1995.

[203] Ter Meulen R. H., "Limiting Solidarity in the Netherlands: A Two - tier", *The Journal of Medicine and Philosophy*, Vol. 20, No. 6, 1995.

[204] Tim Tenbensel, "Interpreting Public Input into Priority - setting: The Role of Mediating Institutions", *Health Policy*, Vol. 62, No. 2, 2002.

[205] Travis P., Egger D., Davies P. et al., *Towards Better Stewardship: Concepts and Critical Issues*, World Health Organization: Geneva, 2002.

[206] W. C. Hsiao, *What is a Health System? Why Should we Care Harvard School of Public Health*, Working Paper, 2003.

[207] Weinstein M., Manning W., "Theoretical Issues in Cost - effectiveness Analysis", *Journal of Health Economics*, Vol. 16, No. 1, 1997.

[208] Winnie Y., William H., "Harnessing the Privatisation of China's Fragmented Health - care Delivery", *Lancet*, Vol. 384, No. 9945, 2014.

[209] Yip W., Hsiao W. C., "Non - evidence - based Policy: How Effective is China's New Cooperative Medical Scheme in Reducing Medical Impoverishment?", *Social Science & Medicine*, Vol. 68, No. 2, 2009.

后 记

本书是在笔者的博士论文基础上修改而成的，跟进"健康中国"、我国"十三五"卫生规划等最新政策。

本书的完成得到了很多人的帮助。首先最感谢的是我的博士导师贺加教授，恩师严谨的治学、慈母般的教诲、长久以来对我生活和工作的关心，令我获益良多并深受感动。恩师之情无以为报，唯有将这些诚挚的情感融入学术和育人之路，将这种严谨、创新风格传递给更多人。

感谢第三军医大学王云贵校长，鼓励我走出困顿，继续从容地开启新工作。

感谢挚友蒙艺、李勇、周乐明、肖莉丽等为我的研究提供诸多便利。

谨以此书献给我挚爱的双亲，是你们在任何我需要的时候给予无私的付出和无条件的爱，让我能在纷扰的世事中守住一方清净的书桌，从事自己喜爱的教书育人和学术研究工作。孕育产子和博士攻读能够兼顾也是你们和我一起创造的奇迹。祝愿父母身体健康，心情愉快！

献给我可爱的儿子西西，我的开心果，是你激发了我的最大潜能，让我努力工作并享受生活，无数个陪你入睡又继续挑灯研究的夜晚成为我难忘的记忆，而我也乐在其中。

感谢所有帮助过我的人！

岷 怡

2016 年冬于重庆沙坪坝怡心斋